DE L'ANALOGIE

DES DIFFÉRENTS TYPES

DE

MYOPATHIE ESSENTIELLE

CONTRIBUTION CLINIQUE

A L'ÉTUDE DES FORMES DE TRANSITION

(TYPES MIXTES)

PAR

Le Dr Ch. CANNAC

Ancien Aide préparateur de Physique (Concours 1885)
Ancien Aide préparateur de Physiologie (Concours 1887)
Préparateur du cours de Physiologie
Interne des Hôpitaux de Montpellier (Concours 1889)
Lauréat des Hôpitaux (Trousse d'honneur, Concours 1892)

MONTPELLIER

TYPOGRAPHIE ET LITHOGRAPHIE CHARLES BOEHM

ÉDITEUR DU NOUVEAU MONTPELLIER MÉDICAL

—

1893

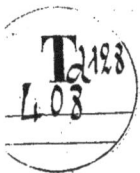

DE L'ANALOGIE

DES

DIFFÉRENTS TYPES DE MYOPATHIE ESSENTIELLE

PUBLICATIONS DU MÊME AUTEUR

1° De la valeur thérapeutique de l'Exalgine (*Gazette hebdomadaire des Sciences médicales de Montpellier*, 1891).

2° Note sur un cas d'abcès de la fosse iliaque ouvert dans le rectum et la vessie (*Nouveau Montpellier médical*, 1892).

3° Note sur une épidémie de Rubéole (*Nouveau Montpellier médical*, 1892).

4° Deux grands types de paralysie infantile. Paralysie spinale atrophique et paralysie cérébrale spasmodique. Leçon de M. le professeur Grasset recueillie et publiée par M. Ch Cannac (*Nouveau Montpellier médical*, 1893).

DE L'ANALOGIE

DES DIFFÉRENTS TYPES

DE

MYOPATHIE ESSENTIELLE

CONTRIBUTION CLINIQUE

A L'ÉTUDE DES FORMES DE TRANSITION

(TYPES MIXTES)

PAR

Le Dr Ch. CANNAC

Ancien Aide préparateur de Physique (Concours 1885)
Ancien Aide préparateur de Physiologie (Concours 1887)
Préparateur du cours de Physiologie
Interne des Hôpitaux de Montpellier (Concours 1889)
Lauréat des Hôpitaux (Trousse d'honneur, Concours 1892)

MONTPELLIER

TYPOGRAPHIE ET LITHOGRAPHIE CHARLES BOEHM

ÉDITEUR DU NOUVEAU MONTPELLIER MÉDICAL

—

1893

A LA MÉMOIRE DE MA MÈRE

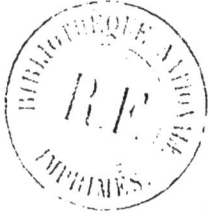

A MON PÈRE

A MES PARENTS

A MES AMIS

CH. CANNAC.

A TOUS MES MAITRES DE LA FACULTÉ

A TOUS MES MAITRES DANS LES HOPITAUX

A MES CAMARADES D'INTERNAT

CH. CANNAC.

Monsieur le Professeur GRASSET

Correspondant de l'Académie de Médecine

Hommage de reconnaissance!

A Monsieur le Professeur CARRIEU

Témoignage de toute notre gratitude!

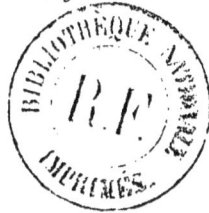

CH. CANNAC.

Aux Familles DE ROUVILLE et BRU

Chez lesquelles j'ai trouvé l'affection
d'une seconde famille.

CH. CANNAC.

INTRODUCTION

Ayant eu la bonne fortune d'observer, dans le service de notre maître M. le professeur Grasset, trois petits malades atteints d'atrophie musculaire progressive myopathique, nous avons pris cette question comme sujet de notre thèse inaugurale.

Nous n'avons pas eu l'intention de faire une revue générale sur les diverses myopathies dont l'étude est actuellement un des chapitres les plus ouverts de la neuropathologie; nous n'avons voulu étudier qu'un des paragraphes, celui de l'analogie des différents types décrits par les auteurs, en insistant sur les cas mixtes, observés si souvent en clinique, et constituant des formes de transition entre ces variétés de myopathie.

Il nous était, croyons-nous, indispensable d'étayer notre sujet non seulement sur les faits cliniques, mais aussi sur les données fournies par l'étude de ces affections au point de vue étiologique, anatomo-pathologique et pathogénique, etc , c'est ce que nous avons fait.

Après un historique aussi rapide que possible, mais nécessaire pour montrer l'évolution de cette question et la création des divers types, nous aborderons dans un second chapitre, l'étude de leur symptomatologie et nous montrerons leurs différences.

Dans le troisième chapitre, en nous servant de leurs caractères généraux, nous étudierons les rapports qu'ils présentent entre eux.

Passant alors dans le domaine clinique, nous exposerons et discuterons les cas qui se rapportent à notre travail et en particulier nos observations personnelles, ce qui nous permettra de poser ensuite nos conclusions.

Avant d'aborder cette étude, qu'il nous soit permis de dire combien nous sommes heureux de l'occasion qui se présente à nous dans cette circonstance pour remercier publiquement tous

2

ceux qui n'ont cessé de nous témoigner leur plus grande sympathie soit dans l'exercice de nos études, soit en dehors de notre chère École.

Que tous nos Maîtres dans la Faculté et en particulier M. le professeur agrégé Hédon et M. le Dr François, chef des travaux de physiologie, reçoivent l'expression de notre plus vive reconnaissance.

Qu'il nous soit permis aussi d'évoquer la mémoire du Maître vénéré qu'une mort prématurée est venue ravir à notre enseignement, et qui nous avait donné les marques de toute son affection durant nos fonctions de préparateur dans son laboratoire.

C'est aussi pour nous un grand honneur que de pouvoir remercier MM. les professeurs Mossé, actuellement professeur de clinique médicale à la Faculté de Toulouse, Tédenat, Dubrueil, Carrieu, Grasset et Grynfeltt, nos Maîtres dans les hôpitaux, pour leur bienveillance qui nous a permis de faire nos premières armes en clinique.

Que M. le professeur Grasset reçoive nos remerciements les plus sincères pour l'honneur qu'il nous fait en acceptant la présidence de notre Thèse.

M. le professeur Carrieu a droit à toute notre reconnaissance pour toutes les bontés qu'il a eues pour nous pendant la durée de nos études ; nous ne l'oublierons pas.

Enfin nous ne saurions trop remercier MM. les professeurs-agrégés Rauzier et Regimbeau de leur bienveillance, qui ne nous a jamais fait défaut.

Cet intérêt si grand que tous nos Maîtres n'ont cessé de nous porter, le souvenir de leur enseignement et de leurs leçons au lit du malade, contribuent pour une large part au profond attachement que nous sommes fier de témoigner à l'École de Montpellier.

DE L'ANALOGIE

DES

DIFFÉRENTS TYPES DE MYOPATHIE ESSENTIELLE

CONTRIBUTION CLINIQUE

A L'ÉTUDE DES FORMES DE TRANSITION

(TYPES MIXTES)

CHAPITRE PREMIER

Historique.

L'histoire des myopathies essentielles est relativement récente. Il y a cinquante ans à peine, toutes nos connaissances consistaient en quelques observations éparses sans le moindre trait d'union entre elles.

Certes, Hippocrate et son école connaissaient l'influence fâcheuse de l'atrophie dans certains cas de paralysie, mais ils en ignoraient la nature.

Après lui, il faut arriver à la fin de la première moitié de notre siècle, pour trouver les deux premiers cas de paralysie pseudo-hypertrophique. Ils sont signalés dans le mémoire de Seidel et sont dus aux Drs Coste et Gioja [1].

En 1852, le Dr Meryon [2] (de Londres), cite l'histoire de six petits

---

[1] Coste et Gioja ; *Annal. clin. dell'ospedale degl'incurabili di Napoli,* 1838.

[2] Meryon ; *Medic. chirurg. Transact. London,* 1852.

malades appartenant à deux familles différentes, quatre à l'une, deux à l'autre, atteints de myopathie atrophique qu'il attribue à une atrophie musculaire progressive myélopathique, tandis qu'ils doivent rentrer dans le cadre de la pseudo-hypertrophie.

Quant aux ouvrages didactiques de cette époque consacrés à l'étude de la pathologie nerveuse, tels que le *Traité des maladies de la moelle*, d'Olivier d'Angers (1823), le *Traité des maladies nerveuses*, de Sandras (1851), le *Traité des maladies du système nerveux*, de Hasse (1855), ils ne renferment pas d'étude clinique ou anatomique sur les atrophies musculaires ; c'est à peine si ces auteurs signalent cette lésion comme manifestation de certains cas de paralysie ; lorsque cette dernière s'accompagnait d'une diminution de volume des muscles, ils attribuaient ce phénomène à une inactivité musculaire consécutive aux troubles moteurs.

Quelques années plus tard, en 1859, Rinecker présenta à la Société médicale de Würzbourg un garçon de 8 ans et demi atteint depuis sa plus tendre enfance d'hypertrophie des muscles du mollet, des fléchisseurs du bras et de l'avant-bras, accompagnée de dandinement pendant la marche avec une impossibilité presque absolue de se relever lorsqu'il tombait ; cet auteur considère ces lésions comme congénitales.

Il faut arriver aux travaux de Duchenne (de Boulogne) pour voir cette question sortir du chaos. C'est lui, en effet, qui a montré le premier la différence fondamentale entre la *paralysie motrice*, trouble fonctionnel dû à des lésions très diverses comme nature et comme siège, et l'*atrophie musculaire* qui précède et engendre la paralysie des muscles.

Aussi lorsque, en 1861, il décrivit dans son livre sur l'*Électrisation localisée, la paraplégie hypertrophique de l'enfance*, malgré son erreur nosologique puisqu'il l'attribua à une lésion cérébrale, il est incontestable qu'il créa une espèce morbide nouvelle qui subsiste depuis lors en tant que type clinique ; on la désigne aujourd'hui sous le nom de paralysie *pseudo-hypertrophique*, de *sclérose musculaire progressive* (Jaccoud), de *lipomatose luxuriante* (Heller).

Cette affection nouvelle, ayant ainsi pris place dans le cadre des maladies de l'appareil musculaire, il ne tarda pas à paraître une série de faits analogues à ceux décrits par Duchenne, qui venait aussi d'avoir le mérite de montrer les différences essentielles entre cette amyotrophie et l'atrophie musculaire progressive proprement dite.

C'est ainsi que Spielmann [1] publie un cas recueilli dans le service du professeur Schützenberger de (Strasbourg) pour lequel il pense que « l'hypertrophie des gastrocnémiens paraît être due au développement du tissu adipeux dans l'intérieur du muscle». Cet auteur pressentait donc la nature purement myopathique de l'affection et l'apparence pseudo-hypertrophique des muscles atteints.

En 1865, Griesinger [2] rapporte une observation dans laquelle les suppositions émises par Spielmann étaient confirmées par l'examen histologique pratiqué sur un fragment du deltoïde par le professeur Billroth. Presque à la même époque, Eulenburg et Conheim trouvèrent, dans un cas analogue, une intégrité parfaite du système nerveux central et montrèrent ainsi l'indépendance de la maladie par rapport à cet organe.

En 1866, Heller [3], à propos de quatre nouvelles observations, publie un travail dans lequel, en se basant sur l'étiologie, l'anatomie pathologique et la nature de la lésion, il conclut qu'elle doit être considérée comme une paralysie purement myopathique.

L'année suivante, Seidel [4] fait paraître un mémoire dans lequel il ajoute trois observations personnelles à celles déjà connues et,

---

[1] Spielmann ; *Gaz. méd. de Strasbourg*, n° 5, pag. 85, 1862.
[2] Griesinger ; *Arch. der Heilkunde*, tom. VI, pag. 1, 1865.
[3] Heller ; *Deut. Archiv. für Klin. Med.*, 1866, pag. 616.
[4] Seidel ; *Die atrophia musculorum lipomatosa*. Iéna, 1867.

à leur sujet, il fait une excellente étude où les points principaux sont nettement mis en lumière.

Duchenne fait alors (1868) un long mémoire à propos des douze cas qu'il avait pu étudier depuis 1861 et, modifiant quelques-unes des idées émises par lui auparavant, il donne une description magistrale de la paralysie pseudo-hypertrophique.

D'un autre côté, à cette époque, en France les travaux de certains auteurs et, en particulier, l'observation de Vulpian et de son élève Prévost (1866), précédée, déjà deux ans auparavant, de celle de Charcot et Cornil, montrèrent que dans la *paralysie spinale infantile il y avait une atrophie concomitante des cordons blancs antéro-latéraux.*

L'essor étant donné, de nombreux mémoires parurent, et, les histologistes aidant les cliniciens, les lésions anatomo-pathologiques des diverses atrophies musculaires furent recherchées avec soin.

D'une part, on en vint à ériger en dogme que l'atrophie des cornes antérieures de la moelle était la lésion spinale capable d'engendrer l'atrophie musculaire progressive.

De l'autre, les altérations musculaires de la paralysie pseudo-hypertrophique furent décrites successivement sous le nom d'*atrophie graisseuse*, puis de *lipomatose interstitielle* et, comme les recherches des lésions du côté des nerfs et des centres nerveux montrèrent l'intégrité absolue de ces organes, on en arriva ainsi à distinguer anatomiquement les cas où l'atrophie est sous la dépendance d'une lésion de la moelle et les cas où elle a son point de départ à la périphérie, dans les muscles.

De là, la différence bien tranchée, au point de vue anatomique et clinique, entre la paralysie pseudo-hypertrophique et l'atrophie musculaire progressive, type Aran-Duchenne, ou myélopathie progressive.

Citons, parmi beaucoup d'autres, les noms de Cruveilhier,

Cornil, Damaschino, Proust, Ballet, Charcot, etc...; en France, Erb, Eichhorst, Friedreich, etc..., à l'étranger.

Grâce à ces travaux, et surtout grâce à ceux de Charcot en 1871, on considéra la paralysie pseudo-hypertrophique comme une dépendance d'une *altération primitive de la fibre striée*, malgré les doutes et les réserves de Friedreich, en Allemagne. Charcot, en effet, s'élevait à cette époque contre la tendance à vouloir tout expliquer par une altération du système nerveux : «Il faut, disait-il, se garder de céder à l'envie de tout expliquer physiologiquement par une lésion des cornes spinales antérieures. Cette lésion a son domaine pathogénique fort vaste déjà ; il ne faut pas l'étendre à l'excès si l'on ne veut pas courir le risque de tout compromettre.»

Les observations avec autopsie ont été publiées en assez grand nombre, et nous croyons inutile de les rapporter en détail ici. Telles sont celles de Brieger (1878), Schultze (1879 et 1886), James Ross (1883) [1], Berger (de Breslau) (1883), Middeleton (1884) [2], etc... Dans tous ces cas, l'examen microscopique de la moelle et de fragments de nerfs périphériques n'a donné que des résultats négatifs et Schultze dit dans une conclusion de son mémoire : « La cause anatomique de la paralysie pseudo-hypertrophique ne réside ni dans une atrophie des cellules ganglionnaires des cornes antérieures, ni dans une dégénérescence des racines antérieures des nerfs périphériques.»

Mais, depuis lors, les grandes classes d'atrophies une fois bien établies, on mit comme une sorte d'acharnement à multiplier les espèces ou formes morbides que l'on continua de désigner en bloc sous l'étiquette collective de *myopathies essentielles familiales*, tout en les séparant de la paralysie pseudo-hypertrophique.

Toutes les observations des auteurs ne correspondaient pas

[1] James Ross ; *British medical Journal*, 3 février 1883.
[2] Middeleton ; *The Glasgow medical Journal*, août 1884.

sur tous les points avec la description si complète que nous en avait laissée Duchenne. Il avait vu, lui aussi, certaines particularités dans les cas qu'il avait étudiés. C'est en se basant sur le début de l'atrophie, sur son évolution, sur son association avec l'augmentation de volume apparent des muscles que certains auteurs ont créé des types différents dont ils réclament la paternité.

C'est ainsi que Leyden (1876) fait remarquer dans son *Traité des maladies de la moelle* que, dans certains cas, la distribution et l'évolution de l'atrophie musculaire ont été différentes de ce qu'elles sont ordinairement ; en ajoutant une observation personnelle, il conclut que ces faits forment un ensemble symptomatique spécial méritant d'être classé à côté de la paralysie pseudo-hypertrophique. Cette opinion a été soutenue trois ans plus tard par Mœbius; d'où le type Leyden-Mœbius, quoique ce dernier conclue en faveur d'une simple variété de pseudo-hypertrophie.

De même Zimmerlin[1] (1883), réunissant quelques cas, créa une forme à part qui porte son nom.

En 1884, paraît un mémoire d'Erb, d'Heidelberg, dans lequel il décrit sous le nom de *forme juvénile d'atrophie musculaire progressive*, de *dystrophie musculaire progressive*, un nouveau type dont il avait déjà fait mention dans son *Traité d'Électrothérapie*, en s'appuyant sur les résultats différents que donne l'exploration galvanique des muscles dans les cas se rapportant au type classique d'Aran-Duchenne, et dans ceux qui rentrent dans le cadre des myopathies.

La même année, Landouzy et Déjerine[2], dans un travail important, décrivaient une autre forme spéciale, entrevue il est vrai par Duchenne et Remak, mais dont ils ont aussi le mérite

---

[1] Zimmerlin ; *Zeitschrift für Klin. Médicin*, tom. VII, 1883.

[2] Landouzy et Déjerine ; Communication à l'Académie des Sciences, 7 janvier 1884 ; *Revue de Médecine*, 1885.

d'avoir montré la nature en apportant des preuves anatomiques.

Après cette période analytique, est arrivée une période de révision dans laquelle de nombreux observateurs et en particulier Charcot[1], Marie et Guinon[2], Longuet[3], Ladame[4], Brissaud[5], etc... grâce à l'étude d'un certain nombre de malades, ont montré les relations étroites qui existent entre ces différents types, tout en leur conservant leur rang dans la grande classe des myopathies essentielles.

En outre, le mémoire de Charcot et Marie[6] est venu compliquer la question. Dans ce travail, ces auteurs décrivent, en effet, une forme d'atrophie musculaire progressive se présentant souvent sous le type *familial* et offrant dans son expression clinique un certain nombre de caractères que l'on était convenu de considérer comme propres à la forme d'Aran-Duchenne. En un mot, elle se rattache au premier groupe par l'étiologie et au second par la symptomatologie. Elle débute chez les enfants et souvent chez ceux d'une même famille par une atrophie des muscles des pieds et des jambes ; elle n'envahit les membres supérieurs que plus tard et, à ce niveau, la lésion porte aussi sur les extrémités ; les muscles des mains sont atteints, d'où la déformation de la main en *griffe*. Quant aux muscles de la racine des membres, du tronc et de la face, ils restent indemnes, ou du moins ils résistent longtemps au processus.

De plus, ces auteurs signalent des *contractions fibrillaires* dans les régions envahies, *des crampes douloureuses* et la *réaction de dégénérescence* ; dans un cas on a observé de l'*analgésie* et de la *thermanesthésie* avec du retard dans les sensations.

---

[1] Charcot ; *Révision nosographique des atrophies musculaires* (*Progrès Médical*, 1885).

[2] Marie et Guinon ; *Revue de Médecine*, 1886.

[3] Longuet ; *Union médicale*, 1886, tom. I.

[4] Ladame ; *Revue de Médecine*, 1886.

[5] Brissaud ; *Gazette hebdomadaire*, 1886.

[6] Charcot et Marie ; *Revue de Médecine*, 1886.

Les *troubles vaso-moteurs* sont aussi très intenses au niveau des parties atteintes, et les *réflexes tendineux* sont abolis.

Cette forme pourrait donc être considérée comme un intermédiaire entre les myélopathies et les myopathies, mais indépendante des unes et des autres. Cette idée a eu de nombreux partisans et, en particulier, un élève d'Erb, Hoffmann [1], dans un mémoire intitulé : *Sur l'atrophie musculaire neurotique* a plaidé en faveur de l'entité morbide du type Charcot-Marie. Cette variété, pour lui, se placerait entre les deux classes précitées, en ce sens qu'elle reconnaît pour substratum anatomo-pathologique une dégénérescence ascendante des nerfs périphériques, dégénérescence qui remonte jusqu'aux racines antérieures et postérieures, mais qui va en diminuant d'intensité de la périphérie vers le centre. Elle correspond à ce que Schultze a décrit sous le nom de *paralysie progressive*, et Tooth [2] sous le nom de *forme péronière d'atrophie musculaire progressive*.

Plusieurs observations analogues ont été publiées. Citons celles de Joffroy [3], et le travail de Bédard et Rémond (1891) [4].

Ces détails, un peu longs, nous ont paru indispensables pour éliminer de notre étude cette forme qui ne peut rentrer dans le véritable cadre des myopathies [5].

La même année, Brossard [6] décrit un autre type d'atrophie

[1] Hoffmann ; *Archiv. für Psychiatrie*, 1889.

[2] Tooth ; *Revue des Sciences médicales*, 1890.

[3] Joffroy ; *Société médicale des Hôpitaux*, avril 1886.

[4] Bédard et Rémond ; *Archives générales de Médecine*, 1891.

[5] Il y a quelques mois à peine Déjerine et Sottas (*Société de Biologie*, 18 mars 1893) ont publié sous le titre de *Névrite interstitielle hypertrophique et progressive de l'enfance* deux observations se rapprochant dans une certaine mesure du type Charcot-Marie par la marche et le caractère familial de l'atrophie ; mais ces malades présentaient en outre de l'incoordination motrice, des douleurs fulgurantes, du nystagmus avec le signe d'Argyll-Robertson, une cyphoscoliose, et l'autopsie de l'un d'eux a montré que l'on était en présence d'une névrite interstitielle hypertrophique à marche ascendante se prolongeant dans les cordons postérieurs de la moelle en suivant le trajet des veines correspondantes.

[6] Brossard ; Thèse de Paris, 1886.

progressive débutant aux membres inférieurs par les interosseux plantaires et les muscles cruraux, d'où la production de griffe des orteils et l'impossibilité d'étendre la jambe sur la cuisse. Puis, l'affection envahit les muscles du tronc et des membres supérieurs, où elle revêt la forme *scapulo-humérale*. Cette variété avait été déjà signalée par Eichhorst sous le nom de *type fémoro-tibial*. Il y a intégrité des muscles de la face et des appareils spéciaux.

Brossard signale, en outre, l'absence de *contractions fibrillaires*, de rétractions fixes, de *réaction de dégénérescence* et l'abolition des réflexes tendineux.

De plus, cette affection se serait manifestée chez plusieurs membres de la même famille.

Il y a donc là un assez grand nombre d'arguments pour faire rentrer ce type dans le cadre des myopathies ; mais, comme le dit Raymond [1], « en l'absence de toute constatation anatomique, il est impossible d'affirmer sa nature ». D'un autre côté, son évolution clinique ressemble énormément à celle du type Charcot-Marie. Aussi, ne nous occuperons-nous pas de cette variété, qui n'a pas encore sa place bien fixée ; il nous suffisait de la signaler.

Cela dit, étudions maintenant la symptomatologie et les caractères différentiels des divers types de myopathie essentielle [2].

[1] Raymond ; *Gazette des Hôpitaux*, 1888.

[2] Depuis la publication du résumé de notre thèse dans le supplément du *Nouveau Montpellier médical* (mars 1893), nous devons signaler dans les *Archives de Neurologie* (mars-avril 1893) le mémoire de Blocq et Marinesco au sujet d'un cas se rapportant au type Landouzy-Déjerine, dont les résultats de l'autopsie confirment en tous points ceux des précédents observateurs.

Tout récemment (mai 1893), M. le Dr Flandre vient de soutenir une thèse (*Contribution à l'étude de la myopathie atrophique progressive*) dans laquelle l'auteur rapporte quatre observations, dont une suivie d'autopsie, observations fort intéressantes dont nous aurons l'occasion de reparler.

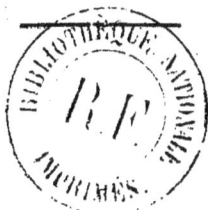

CHAPITRE II

Symptomatologie.

D'après ce que nous avons vu dans le chapitre précédent, on peut diviser les myopathies essentielles en :

PARALYSIE PSEUDO-HYPERTROPHIQUE.

TYPE LEYDEN-MŒBIUS.

TYPE ZIMMERLIN.

FORME JUVÉNILE D'ERB.

TYPE LANDOUZY-DÉJERINE.

I. PARALYSIE PSEUDO-HYPERTROPHIQUE. — Le premier symptôme qui apparaisse et qui domine pendant toute la durée de la maladie, c'est l'affaiblissement progressif des muscles de la volonté. Cette parésie commence toujours par les membres inférieurs, et ce n'est que plus tard qu'elle peut envahir le tronc et les membres supérieurs.

Lorsque l'affection débute dès les premiers mois après la naissance, c'est tout à fait insidieusement ; les enfants n'ont ni fièvre, ni convulsions, n'accusent aucune douleur et semblent jouir d'une excellente santé ; mais, lorsque, vers l'âge de 12 à 15 mois, on essaye de les faire marcher, leurs jambes plient sous le poids ou sont très maladroites ; de plus, ils se fatiguent très vite et pleurent jusqu'à ce qu'on les reprenne dans les bras. Puis, peu à peu, leur marche semble s'affermir, mais ce n'est que vers l'âge de 2 à 3 ans qu'ils peuvent marcher tout seuls, et alors leurs mouvements sont lents, incertains, dépourvus de vivacité. Ces troubles forment un contraste frappant avec l'apparence normale des membres inférieurs qui, bien souvent, ne sont pas encore augmentés de volume.

Si la maladie débute lorsque l'enfant a déjà marché, les parents s'aperçoivent tout d'abord qu'il se fatigue vite en marchant ; ses mouvements sont moins prompts, il bute sans cesse et, lorsqu'il court, il tombe à tout instant ; s'il monte un escalier, il s'aide de ses mains en cramponnant la rampe.

Avec cet affaiblissement musculaire coïncident des attitudes spéciales, des manœuvres bizarres et des déformations.

On voit, en effet, ces enfants présenter dans la station debout et dans la marche une *courbure lombo-sacrée* qui s'accentue progressivement par suite de la parésie des muscles extenseurs du tronc ; ils arrivent ainsi, en déplaçant leur centre de gravité, à prévenir la chute du corps en avant en faisant supporter le poids par les muscles fléchisseurs de la colonne, les muscles de l'abdomen. Cette lordose est souvent assez accentuée pour que la ligne perpendiculaire passant par l'extrémité de l'apophyse épineuse de la première vertèbre dorsale tombe en arrière de la face postérieure du sacrum.

Lorsque les malades sont assis, le tronc, entraîné par son propre poids, s'incline en avant, l'ensellure dorso-lombaire disparaît, et il se produit au contraire un léger degré de cyphose.

La parésie musculaire et le défaut d'équilibre expliquent aussi la tendance instinctive du malade à augmenter sa base de sustentation en écartant les jambes soit au repos, soit pendant la marche. De plus, il incline le corps du côté du pied qui repose sur le sol et imprime au bassin un mouvement de propulsion en avant pendant la marche, ce qui produit une sorte de dandinement caractéristique et spécial.

Si le malade vient à tomber, il lui est impossible de se redresser normalement, par suite de la paralysie des extenseurs de la colonne vertébrale ; il n'y parvient qu'en usant de l'artifice suivant : il s'appuie sur ses bras, qu'il déplace progressivement le long de ses jambes, et, en rampant pour ainsi dire, il arrive à la position verticale [1]. S'il veut s'asseoir, il fléchit tout d'abord assez lentement les genoux, puis il se laisse tomber brusquement comme une masse inerte.

En même temps que ces troubles parétiques, on voit apparaître des modifications de volume dans les masses musculaires.

Les muscles des mollets présentent, les premiers, des reliefs exagérés ; puis cette hypertrophie s'étend aux muscles fessiers, ce qui forme un contraste frappant et typique avec l'aspect des membres supérieurs.

Les malades présentent des *jambes de colosse* qui peuvent à peine les supporter. Puis, les forces musculaires disparaissant progressivement, le malade est obligé de garder le lit, et on voit alors apparaître des rétractions entraînant des déformations persistantes dont une des plus fréquentes est l'*équinisme bilatéral*. Le dos du pied se met dans l'axe du tibia, les premières phalanges se mettent en extension forcée sur les têtes des métatarsiens, tandis que les deux dernières sont fléchies ; il en résulte une sorte de *griffe* à peu près irréductible.

La lésion reste limitée aux membres inférieurs ; lorsqu'elle se généralise, c'est ordinairement après une phase d'arrêt plus ou moins longue. « Il est assez rare, dit Raymond [2], que la pseudo-hypertrophie envahisse les membres supérieurs. Quand la partie supérieure du tronc participe à la maladie, c'est presque toujours d'emblée sous la forme de l'atrophie musculaire, et alors il s'établit un contraste encore plus frappant entre l'aspect des membres inférieurs envahis par la pseudo-hypertrophie et l'état des membres supérieurs frappés d'atrophie.

»En pareil cas, l'atrophie s'étend souvent aux membres du tronc. Quand les membres supérieurs participent à la pseudo-

---

[1] Voir planches (fig. 4.)
[2] Raymond ; *Maladies du système nerveux*, pag. 165.

hypertrophie, celle-ci se localise de préférence dans certains muscles du bras et de l'épaule, dans le deltoïde notamment. C'est dans ces conditions surtout qu'on a vu l'hypertrophie vraie coexister, dans le même muscle, avec la pseudo-hypertrophie et avec l'atrophie d'une certaine quantité de substance contractile. »

Les muscles de la face sont respectés, du moins dans les cas types; nous nous occuperons plus loin des formes de transition.

Le plus souvent, on n'observe pas de *tremblements fibrillaires* dans les muscles comme chez ceux des malades atteints d'atrophie musculaire type Aran-Duchenne. D'après Eulenburg cependant, ce phénomène existerait quelquefois, mais serait d'une observation délicate.

L'*exploration électrique* des muscles malades montre qu'il y a une diminution de l'excitabilité galvanique et faradique pouvant aller jusqu'à l'abolition complète; elle marche de pair avec l'intensité des lésions.

L'excitabilité électrique des nerfs correspondants aux muscles altérés peut rester intacte pendant fort longtemps et ne diminuer que bien plus tard. En outre, on n'observe pas de *réaction de dégénérescence* [1].

Les réflexes tendineux sont conservés tout d'abord, mais il y a plus tard une diminution proportionnelle à l'altération musculaire.

Au début de la maladie, il y a parfois des *troubles de la sensibilité* caractérisés soit par des douleurs dans les lombes et les membres inférieurs, soit par des sensations de poids ou de fourmillements; mais ces faits manquent le plus souvent. Il n'y a pas d'hyperesthésie ou d'anesthésie. On constate quelquefois un abaissement des températures locales dans les muscles atteints, et Milles-Ord, en particulier, a trouvé une différence de 2 à 4 degrés.

Souvent, au niveau des parties malades, la peau est amincie

---

[1] Bédard et Rémond (*Archives générales de Médecine*, 1891) ont trouvé dans un cas la réaction de dégénérescence.

comme par hypertrophie trop grande des muscles ; elle est pâle, bleuâtre, traversée par des veinules, et le panicule adipeux sous-cutané est très développé, de même qu'il y a une lipomatose interstitielle des muscles.

Signalons aussi l'intégrité de l'état général.

Nous n'insisterons pas davantage sur ces faits et nous laissons de côté, avec intention d'y revenir dans le chapitre suivant, tout ce qui a rapport à l'étiologie, l'anatomie pathologique et la pathogénie de cette affection.

II. TYPE LEYDEN-MOEBIUS. — Voici, d'après Leyden, les principaux caractères de cette affection : « La maladie se développe chez plusieurs membres de la même famille, en dehors de toute cause apparente ; régle générale, elle s'est montrée à un âge assez jeune. Le plus souvent, les garçons d'une même famille sont atteints de préférence aux filles. Parfois, les parents et les ascendants n'ont, en fait de maladies, présenté rien de semblable aux phénomènes observés chez les enfants. L'affection débute toujours par de la *faiblesse dans les lombes et les extrémités inférieures.* *L'amaigrissement* se remarque d'abord aux jambes et aux muscles du dos. La diminution du volume des muscles n'est pas toujours bien manifeste par suite d'une forte production de *graisse.* La maladie progresse lentement, et, ce n'est qu'au bout d'un certain nombre d'années, qu'elle envahit les épaules et les membres supérieurs ; dans certains cas, cette évolution progressive se poursuit avec une telle lenteur que les malades atteignent un âge très avancé.

Les patients, en dernier lieu, pendant des mois ou même pendant des années, sont complètement paralysés ou impotents ; ceux de Leyden, en particulier, ont succombé à une bronchopneumonie. Un arrêt complet et durable de la maladie ne semble pas avoir été observé, mais ce qui l'a été à plusieurs reprises, c'est une *évolution progressive extrêmement lente.* Débutant par les lombes et les extrémités inférieures, elle ne gagne les membres supérieurs qu'après des années.

Dans la plupart des cas, l'affection a évolué sans douleurs ; la sensibilité et les fonctions des sphincters sont restées intactes.

La participation, au processus morbide, des muscles innervés par le bulbe (appareil de la phonation, de la déglutition, mouvements des yeux, etc.) ne paraît pas avoir été observée. »

Ce type ressemble donc à la forme précédente par ses localisations morbides, mais, ce qui le différencie, c'est l'absence de pseudohypertrophie et la tendance moins grande à la généralisation.

Nous avons déjà vu que Mœbius[1], en reprenant l'étude de ces faits, avait pensé à une simple variété de paralysie pseudo-hypertrophique.

III. TYPE ZIMMERLIN. — Dans l'espèce, la maladie débuterait vers l'âge de la puberté ou peu de temps après, par l'atrophie des muscles de la *ceinture scapulaire et des membres supérieurs*. Ce seraient surtout les muscles grands dentelés, pectoraux, biceps et triceps brachiaux, extenseurs et supinateurs des avant-bras, qui seraient atteints. Les muscles des éminences thénar et hypothénar, les interosseux resteraient indemnes, et cela, d'une façon absolument symétrique. L'évolution lente et progressive aurait lieu comme dans les autres cas de la racine des membres vers les extrémités.

Les membres inférieurs ne seraient jamais envahis par le processus ; cependant Zimmerlin signale, dans un cas, une atrophie de la portion externe des muscles jumeaux du côté droit.

Il n'y aurait pas non plus de tremblements fibrillaires, de *lipomatose secondaire*, ni de troubles de la sensibilité (hyperesthésie, anesthésie, etc.).

IV. TYPE ERB : FORME JUVÉNILE. — Dans cette variété, la

[1] Mœbius ; *Volkmanns Sammlung Klin. Vortrage*, 1879, pag. 1505.

maladie débute tout à fait insidieusement, et l'époque précise du commencement est fort difficile à préciser parce qu'elle échappe même aux sujets. C'est ordinairement au moment de la puberté et souvent même plutôt pendant la *première ou la seconde enfance* que les premiers symptômes apparaissent. Les malades éprouvent tout d'abord un affaiblissement et une gêne croissante pour certains mouvements ; en même temps survient un amaigrissement plus ou moins marqué de certains muscles ou groupes musculaires. Ces phénomènes marchent ordinairement très lentement, mais il peut arriver des cas où l'évolution est beaucoup plus rapide.

Ce sont les *muscles de l'épaule et ceux du bras* qui sont les premiers envahis par le processus, et cela symétriquement. Erb cependant signale quelques exceptions dans lesquelles le début aurait eu lieu soit par les muscles des jambes et du dos, soit d'un seul côté, et alors l'affection revêtait la forme hémiplégique. Les malades éprouvent une certaine fatigue au niveau des parties lésées, quelquefois des tiraillements, mais jamais de crampes ou de douleurs vives.

La distribution des lésions présente une forme à peu près fixe. Le petit et le grand pectoral (sauf sa portion claviculaire), le faisceau inférieur du trapèze, le grand dorsal, le grand dentelé, les rhomboïdes, les sacro-lombaires, le long du cou, le biceps, le brachial antérieur et le long supinateur sont les muscles particulièrement intéressés.

Le triceps huméral n'est lésé que beaucoup plus tard, mais bien souvent il a été auparavant hypertrophié.

Aux membres inférieurs, les fessiers, une grande partie du quadriceps fémoral, les péroniers et le jambier antérieur sont aussi le siège de prédilection de l'atrophie.

Au contraire, d'autres groupes musculaires semblent respectés pendant très longtemps par le processus atrophique. Tels sont, toujours d'après Erb, le sterno-cléido-mastoïdien, l'angulaire de l'omoplate, le coraco-brachial, les muscles ronds et surtout le *deltoïde*, les *sus et sous-épineux*, les *muscles de l'avant-bras* excepté le long supinateur, les muscles des *éminences thénar* et *hypothénar*, les *interosseux* et les muscles *des mollets*.

Au contraire, ces muscles et surtout ceux des épaules et des mollets, ajoute Erb, seraient bien souvent le siège d'une *hypertrophie vraie* ou d'une *pseudo-hypertrophie* ; ce serait même pour cet auteur un signe caractéristique. Cette augmentation de volume serait éminemment *transitoire* et serait remplacée par l'atrophie.

Toutes ces lésions, limitées le plus souvent aux mêmes groupes musculaires, donnent au malade un habitus extérieur caractéristique. Les bras sont très amaigris, tandis que les deltoïdes font une saillie anormale ainsi que les muscles de l'avant-bras respectés encore par le processus. Les fosses sus et sous-claviculaires sont très marquées, et la clavicule est proéminente.

En arrière, l'angle spinal de l'omoplate est écarté du thorax, et cette saillie est exagérée par l'hypertrophie des sus et sous-épineux, ce qui forme un contraste frappant avec les masses musculaires du dos, atrophiées et presque complètement disparues.

Les membres inférieurs, de leur côté, présentent un amaigrissement très prononcé des fesses et des cuisses par rapport au relief anormal des mollets.

Le thorax présente aussi un léger degré de *cyphose dorsale* compensée par une *lordose lombaire*.

Toutes ces lésions entraînent des troubles fonctionnels particuliers.

La marche est difficile et est accompagnée d'un balancement latéral et d'une flexion en arrière du corps comme dans la paralysie pseudo-hypertrophique [1].

---

[1] Nous croyons utile de renvoyer, pour de plus amples détails à ce sujet, au travail de notre collègue d'internat, le Dr Bourguet, qui a publié une observation très intéressante du type Erb dans la *Gazette hebdomadaire des Sciences Médic. de Montpellier* (mai 1889).

A cette symptomatologie spéciale décrite par Erb viennent
s'ajouter d'autres caractères que nous avons déjà trouvés dans les
formes précédentes. Ce sont: l'intégrité de la *sensibilité*, des
sphincters, des organes des sens, du cerveau et de la vie végétative,
la conservation des *réflexes tendineux, rotuliens* en particulier,
l'absence de *contractions fibrillaires* dans les muscles atteints, la
diminution de l'*excitabilité électrique* proportionnellement au degré
de l'atrophie, l'absence de *réaction de dégénérescence*.

V. TYPE LANDOUZY-DÉJERINE [1].—Le début de l'affection apparaît le plus souvent dans l'enfance ; les adolescents et les adultes
peuvent aussi être atteints, mais ces faits sont exceptionnels.

Dans le premier cas, l'affection commence par les *muscles de
la face* ; pendant longtemps, elle peut y rester localisée et même
passer inaperçue aux yeux des parents. Dans le second cas, la
face peut ne se prendre qu'après les membres, mais ces faits sont
très rares. La lésion est caractérisée par une déformation variable
des lèvres ; la supérieure peut être augmentée de volume et
rappeler une lèvre de tapir ; ou bien la lèvre inférieure est ren-
versée en dehors. La fente buccale s'élargit et, «lorsqu'on fait rire
le malade, la moitié inférieure de la face prend une apparence
bizarre, l'enfant rit *en travers*. Déjà tout à fait au début, la physionomie prend un caractère indifférent, atone, sans expression,
et les rides du front sont moins faciles à produire quand on dit au
malade de regarder le plafond sans renverser la tête en arrière».

De même, l'orbiculaire des paupières peut être atteint. L'enfant
ne peut plus fermer les paupières et, lorsque l'atrophie est très
avancée, les yeux paraissent plus ouverts qu'à l'état normal
par suite de l'antagonisme du releveur ; il y a un véritable
lagophtalmos ; il dort les yeux entr'ouverts.

On conçoit facilement le changement consécutif dans la physionomie du sujet. «Le facies exprime l'hébétude, l'indifférence,

[1] *Loc. cit.*

les yeux sont grands ouverts, les rides du front effacées, les commissures naso-labiales ont disparu, le masque facial est lisse, en
même temps que la symétrie n'est pas toujours absolue dans les
deux moitiés de la face, un des côtés étant sensiblement plus
atrophié que l'autre. Les lèvres, souvent grosses et saillantes,
contribuent à donner à la physionomie son expression *béta* ».
C'est ce que MM. Landouzy et Déjerine désignent sous le nom de
facies myopathique.

La diminution fonctionnelle des muscles, partielle au début,
marche de pair avec leur volume. Au début, les troubles sont
incomplets, mais il arrive un moment où les malades ne peuvent
plus exécuter les mouvements ; l'occlusion des paupières ou de
la bouche devient impossible.

Tous les muscles de la face sont lésés ou du moins ceux
innervés par la vii° paire. Quant à ceux qui président aux mouvements des yeux, de la mâchoire, de la langue, du pharynx et
du voile du palais, ils sont constamment indemnes.

Tout d'abord, l'affection reste limitée à la face, mais au bout
d'un temps plus ou moins long (cinq à quatorze ans, d'après
Landouzy et Déjerine), le processus tend à se généraliser.

La lésion envahit les muscles de la ceinture *scapulo-humérale,*
puis ceux des *bras.* « Le trapèze, le rhomboïde, le deltoïde, le
biceps, le brachial antérieur, le triceps, le long supinateur, les
radiaux, sont les premiers et, en général, les seuls atteints pendant
une longue période de temps avec le grand et le petit pectoral».

D'autres muscles, au contraire, tels que les sus et sous-épineux,
sous-scapulaires, les fléchisseurs et les extenseurs de la main
et des doigts sont respectés presque indéfiniment, surtout les
muscles des éminences thénar et hypothénar et les interosseux.

Notons aussi que les lésions sont ordinairement symétriques.

Arrivés à cette période, les malades revêtent alors le type
facio-scapulo-huméral. «Les bras sont pendants le long du corps,
les creux sous-claviculaires sont exagérés, la tête humérale éloi-

gnée de la cavité glénoïde ; les omoplates, détachées de la paroi costale et comme flottantes, subissent souvent une espèce de rotation autour de leur axe, de telle sorte que leur angle interne devenu supérieur est remonté et vient faire saillie dans le triangle sus-claviculaire».

Les avant-bras, au contraire, forment un grand contraste avec les bras, car leur volume est à peu près conservé à part l'atrophie du long supinateur et des radiaux.

Si les muscles de la main sont atteints, et cela dans les dernières périodes, il se produit une déformation due à la flexion des doigts dans la paume de la main par suite de la prédominance des fléchisseurs, mais on n'a pas la griffe spéciale de l'atrophie musculaire type Aran-Duchenne.

Le processus, suivant toujours sa marche lente et progressive, peut envahir les membres inférieurs, et cela, même quelquefois peu de temps après le début, sans que l'atrophie soit plus marquée cependant. La lésion commence toujours par la *racine* et s'étend vers les extrémités symétriquement. Les fessiers sont les premiers intéressés ; puis ce sont les muscles de la cuisse. A la jambe, ceux de la région antéro-externe sont le siège de prédilection de l'atrophie, d'où l'*équinisme* du pied et la difficulté pour la marche: « les malades deviennent de véritables digitigrades ».

Si les muscles du dos sont atteints, il se forme une lordose considérable. De plus, on observe une déformation du thorax caractérisée par une espèce d'enfoncement du sternum, qui forme comme une gouttière limitée par la saillie des cartilages costaux.

D'après Landouzy et Déjerine, leur type se caractériserait aussi par l'absence de pseudo-hypertrophie et d'hypertrophie vraie que l'on rencontre dans les autres formes.

Notons aussi, comme dans les précédents, l'absence de *tremblements fibrillaires*, la rétraction de certains muscles, le *biceps brachial* en particulier, ce qui serait un signe caractéristique pour ces auteurs, la diminution quantitative des *réactions électriques*, l'absence de *réaction de dégénérescence* et l'intégrité des troubles de la *sensibilité*. En outre, certains muscles, tels que ceux de la *nuque*, de la *respiration*, de la *mastication* et de la *déglutition*, sont toujours intacts ; il en est de même pour les muscles *moteurs de l'œil* et du *larynx*. Cependant, dans l'observation ccxxvii de Duchenne, le *diaphragme* aurait été intéressé.

« En résumé, cette myopathie se distingue de la forme juvénile d'Erb par la participation de la face à l'atrophie, l'absence de pseudo-hypertrophie et la fréquence sinon la constance de l'hérédité soit directe, soit collatérale. » Nous reviendrons sur ce dernier point.

Si maintenant, jetant un coup d'œil en arrière, nous examinons les différents caractères que les auteurs ont attribués à chacun de leurs types, nous voyons qu'ils peuvent se ramener à deux principaux :

1° La prédominance et le début de l'amyotrophie dans telle ou telle région.

2° La présence ou l'absence d'atrophie ou de pseudo-hypertrophie.

La paralysie pseudo-hypertrophique débute par une *augmentation de volume des mollets* et des autres muscles des membres inférieurs.

Le type de Leyden-Mœbius commence par une *atrophie* musculaire de la *racine des membres inférieurs*; la pseudo-hypertrophie serait rare.

La forme de Zimmerlin présente les mêmes lésions que la précédente, mais au niveau de l'*épaule* ; il n'y a pas non plus de lipomatose secondaire.

L'atrophie musculaire progressive d'Erb s'annonce par une atrophie des muscles de la ceinture *scapulo-humérale*, qui peut se généraliser ensuite et s'accompagner de pseudo-hypertrophie de certains groupes musculaires.

Enfin, le début de l'atrophie par la *face*, sa généralisation lente aux épaules et aux membres inférieurs, l'*absence de pseudo-hyper-trophie*, caractérisent le type Landouzy-Déjerine.

Envisagées de la sorte, on comprend très bien que l'on décrive ces diverses myopathies comme présentant des tableaux cliniques indépendants, mais à côté de ces symptômes différentiels, il en existe d'autres qui leur sont communs et qui les rapprochent ; nous allons nous en occuper dans le chapitre suivant. Une fois la nature myopathique de ces affections bien démontrée par ces caractères généraux, nous verrons ensuite si les distinctions éta-blies entre elles sont aussi tranchées qu'on a bien voulu le dire.

CHAPITRE III

Rapports des différents types.

A. — ANALOGIES.

Les formes d'atrophie musculaire progressive que nous venons d'étudier ont des caractères communs permettant de les réunir dans le même groupe des *myopathies primitives*. Ces faits peuvent se ranger sous quatre chefs principaux :

1° Un élément *étiologique*.
2°　　— 　　 *symptomatologique.*
3°　　— 　　 *anatomo-pathologique.*
4°　　— 　　 *pronostique et thérapeutique.*

I. ÉLÉMENT ÉTIOLOGIQUE. — Toutes ces formes présentent un caractère *familial*. Les observations sont nombreuses à ce sujet, et nous nous dispenserons de les citer toutes.

Dans la paralysie pseudo-hypertrophique, Duchenne avait déjà noté ce fait.

Barsidkow[1] cite 24 cas appartenant seulement à deux familles.

Friedreich[2] rapporte 35 cas, sur 80, dans lesquels les troubles ont apparu chez deux ou plusieurs membres de la même famille.

Tels sont aussi les cas de Middeleton (de Glascow)[3] où l'affection s'est manifestée chez deux frères, celui de Philip qui concerne un malade appartenant à une famille dans laquelle on connaît plusieurs faits analogues.

[1] Barsidkow ; Thèse inaugurale de Halle, 1872.
[2] Friedreich ; *Ueber progressive Muskelatrophie,* etc. Berlin, 1872.
[3] *Loc. cit.*

Dans le type Leyden-Mœbius, il en est de même : *La maladie parait se développer sous l'influence exclusive de l'hérédité morbide.*

Quant aux malades de Zimmerlin, ils sont au nombre de sept et ils appartiennent à deux familles (Lozli et Schumacher).

Les mêmes faits se présentent dans les formes d'Erb et de Landouzy-Déjerine. Ces derniers, en particulier, dans leur Mémoire[1], rapportent le cas d'une famille dans laquelle il y a eu 9 atrophiques pendant cinq générations successives.

Citons aussi les cas de Flandre[2]. Sur les 4 observations de cet auteur, trois appartiennent à une même famille ; ce sont trois frères dont la mère était atteinte elle-même d'atrophie des muscles de la face.

Ce caractère se retrouve chez deux de nos malades (Obs. II et III). Issus tous les deux d'une mère très nerveuse, ils ont un troisième frère âgé de 2 ans qui commence, lui aussi, à présenter les mêmes symptômes.

Ces faits sont largement suffisants pour justifier l'hérédité directe et surtout collatérale de ces diverses variétés, malgré la thèse de Jakubowitsch (1884), dans laquelle cet auteur nie cette opinion et tend à rattacher la paralysie pseudo-hypertrophique à un ralentissement de la nutrition.

A part cela, l'étiologie reste muette, et on ne trouve rien comme cause déterminante ; dans certains cas, une maladie infectieuse, la rougeole en particulier, aurait précédé, mais ces faits sont peu précis, et on en est réduit à de pures hypothèses.

Nous n'insisterons pas sur l'époque de l'apparition de la maladie ; elle est variable suivant les cas, et nous avons déjà vu qu'il est souvent difficile de la fixer d'une façon bien précise ; notons cependant son début dans l'enfance ou l'adolescence, la prédisposition du sexe masculin et son apparition au même âge pour les malades d'une même famille.

[1] *Loc. cit.*
[2] Flandre ; Thèse de Paris, 1893.

Bourguet[1] rapporte que l'affection aurait commencé à 12 ans chez son malade comme pour ses trois frères.

II. ÉLÉMENT SYMPTOMATOLOGIQUE. — L'étude de la symptomatologie nous fournit aussi des caractères communs. Ayant eu déjà l'occasion de les analyser, nous ne ferons que les rappeler ici. Ce sont :

a. L'envahissement excentrique du processus, de la racine des membres vers les extrémités sans rapport avec la distribution des nerfs de la région, et cela dans tous les cas, même dans ceux de Landouzy-Déjerine lorsque la lésion s'étend aux épaules et aux membres inférieurs.

b. L'absence de contractions fibrillaires[2].

c. Les modifications *quantitatives* de l'excitabilité électrique des muscles, caractérisées par un affaiblissement progressif et parallèle avec les courants faradiques et galvaniques.

d. L'absence de réaction de dégénérescence.

e. L'intégrité de la sensibilité[3] et de l'intelligence[4].

f. L'absence de complications bulbaires pendant toute la durée de la maladie par suite de l'intégrité des muscles présidant aux mouvements des yeux, à la mastication, à la déglutition, à la respiration et à la phonation.

g. La conservation des réflexes tendineux, du moins au début, lorsque les lésions ne sont pas trop avancées.

h. Enfin il faut signaler les altérations osseuses, dont l'étude est encore récente.

Marie et Onanoff[5] ont constaté des déformations crâniennes

[1] Bourguet ; *loc. cit.*

[2] Spillmann et Hausalter (*Revue de Médecine*, 1890) citent deux cas de myopathie présentant des contractions fibrillaires très manifestes.

[3] Rovighi et Levi (*Riv. sperim. di fenatria*, 1892) signalent chez trois malades l'existence de crampes douloureuses dans les mollets et les membres inférieurs.

[4] Pilliet (*Revue de Médecine*, 1890) prétend que chez certains myopathiques l'intelligence serait peu développée.

[5] Marie et Onanoff ; *Société médicale des Hôpitaux*, 20 février 1891.

chez plusieurs de leurs myopathiques. Ces troubles consistent
dans un raccourcissement du diamètre antéro-postérieur par
rapport au diamètre transverse. Ces malades sont tous des brachycéphales, et il y en a un dont l'*indice* céphalique arrive au
chiffre extraordinaire de 101,2. L'indice ordinaire obtenu par la
multiplication du diamètre transversal par 100 et la division du
produit par le diamètre antéro-postérieur est en moyenne égal
à 80 ; chez les brachycéphales, il arrive à 84,6 et comme limite
extrême à 88,5 chez les négritos.

Les cas observés par Marie et Onanoff appartenaient au type
Erb, un d'entre eux était un pseudo-hypertrophique.

Ces auteurs pensent qu'on se trouve en présence d'un phénomène inhérent à la myopathie progressive primitive et parallèle
à l'altération musculaire. Il s'agirait là d'une ostéomalacie spéciale
dont la genèse n'est pas encore expliquée.

Les malades dont nous rapportons les observations présentent,
eux aussi, des indices céphaliques se rapprochant du type brachycéphale (84,7 — 83,4 — 84,6), bien qu'ils n'arrivent pas aux
chiffres extraordinaires publiés par Marie. Mais la conformation
des os du crâne n'est pas identique chez tous les trois. Tandis que,
chez le premier, les bosses frontales sont développées, chez le
second le crâne est régulièrement arrondi et chez le troisième
le diamètre bipariétal est augmenté. Cette variabilité a déjà été
mentionnée par Marie.

A côté de ces lésions, les auteurs ont signalé depuis lors des
déformations thoraciques. Ainsi, Guinon et Souques [1] ont cité le
cas d'un garçon de 15 ans, atteint de myopathie du type Erb,
dont le diamètre antéro-postérieur du thorax était diminué de
longueur, tandis qu'il était élargi dans le sens transversal ; le
sternum était pour ainsi dire rapproché de la colonne vertébrale ;
au niveau du tiers inférieur il était très enfoncé, dans les deux

[1] Guinon et Souques ; *Bulletin de la Société anatomique*, juin 1891.

tiers supérieurs il était aplati. De plus, le thorax présentait une déviation latérale, et la ligne médiane du sternum ne correspondait plus à l'axe du corps.

A la même époque, MM. Landouzy et Déjerine [1] ont appelé l'attention sur la gracilité du système osseux. De même Hallion [2] a publié le cas d'un enfant ayant tous les caractères d'une myo-pathie avec une déformation de la cage thoracique, une excessive fragilité des os du tronc et des membres et un cal vicieux de l'extrémité inférieure du fémur droit, consécutif à une fracture spontanée. Un matin, en se réveillant, ce malade éprouva une vive douleur au niveau du genou droit; il y avait aussi un gonflement considérable, et il resta couché pendant plusieurs semaines. Aucun médecin ne fut consulté, mais il est probable que l'on était en présence d'une fracture spontanée sus-condylienne.

Quelque rares et récents que soient ces faits, il était intéressant de les signaler afin de compléter le tableau symptomatique des myopathies.

III. ÉLÉMENT ANATOMO-PATHOLOGIQUE.—Les troubles anatomo-pathologiques ont aussi une grande valeur indiscutable, mais nous ne nous occuperons ici que d'un seul point de la question, c'est-à-dire de l'*état du système nerveux*.

Or, nous savons déjà que le caractère capital des myopathies consiste dans l'*intégrité de l'appareil nerveux central et périphé-rique.*

Les observations de paralysie pseudo-hypertrophique avec autopsie existent en assez grand nombre. Déjà Meryon [3] en rapporte deux dans lesquelles on n'a rien découvert d'anormal dans la moelle, ni dans ses racines, ni dans les nerfs périphériques. Citons aussi les cas d'Eulenburg et Conheim, de Charcot (1872),

[1] Landouzy et Déjerine ; *Société de Biologie*, juin 1891.
[2] Hallion ; Communication à la Société clinique de Paris, novembre 1891.
[3] *Loc. cit.*

de Brieger (1878), de Schultze (1879), de James Ross (1883), de Berger (1883), etc... Dans tous ces faits, les résultats ont été négatifs, et il suffit de consulter les mémoires de ces auteurs pour voir que leurs malades rentraient en tous points dans le cadre de la paralysie pseudo-hypertrophique.

D'autres résultats, moins concluants il est vrai, ont été publés. C'est ainsi que dans un cas de Müller [1] (1870) on a trouvé 1° une sclérose de la moelle intéressant les cordons latéraux avec amincissement des cornes antérieures et atrophie des grandes cellules correspondantes ; 2° des caractères très nets de névrite dans le sciatique, le tibial et le péronier.

Dans les observations de Kesteven (1871) il y avait des foyers de désintégration granuleuse et un agrandissement des espaces péri-vasculaires de la moelle.

Dans le cas de Barth (1871), les cordons antérieurs et latéraux présentaient des foyers cunéiformes ou arrondis d'aspect gélatineux et les cellules des cornes antérieures étaient diminuées de nombre ; les nerfs sciatiques étaient infiltrés de graisse.

Chez un malade de Clarke et Gowers (1874), il y avait une désintégration granuleuse de l'axe médullaire à partir du niveau de la deuxième vertèbre cervicale, et son maximum était dans les parties moyenne et inférieure du segment dorsal. La lésion était constituée par des foyers de sclérose disséminés dans les cordons latéraux et postérieurs.

Mais, si l'on analyse l'ensemble symptomatique de ces divers cas, on constate que, chez tous, le tableau de la paralysie pseudo-hypertrophique ne se retrouve que d'une façon incomplète ou se complique de phénomènes surajoutés qui empêchent d'assimiler ces cas à cette variété de myopathie.

Ainsi, dans la première observation, le sujet présentait de la démence paralytique ; dans une de celles de Kesteven, le masséter

[1] Raymond ; *loc. cit.*

avait participé à l'atrophie ; dans le cas de Barth on est en présence d'un exemple de sclérose latérale amyotrophique d'après l'opinion de Charcot ; le malade de Clarke et Gowers n'avait eu que les muscles des mollets atteints de pseudo-hypertrophie.

Dans le type Leyden-Mœbius, il n'existe pas d'autopsie, aussi en est-on réduit à faire des hypothèses à propos des lésions des centres nerveux ; il en est de même pour le type Zimmerlin.

Les cas suivis d'autopsie sont peu nombreux à propos de la forme d'Erb. Certes avant lui, Friedreich, Barsidkow, Berger[1], avaient publié des observations se rattachant à cette variété, dans lesquelles les centres nerveux étaient indemnes. Mais, depuis lors, elles ont été très rares et Erb a été obligé de fonder sa théorie sur l'ensemble symptomatique des cas qu'il a recueillis dans les auteurs, ou qu'il a observés lui-même. Il ajoute : «Les altérations anatomo-pathologiques sont, à tous égards, absolument les mêmes dans la forme juvénile que dans la paralysie pseudo-hypertrophique.»

MM. Landouzy et Déjerine[2] ne citent qu'une autopsie se rapportant à leur type ; c'est une de leurs observations personnelles. Tout l'axe cérébro-spinal présentait un aspect physiologique; les cornes antérieures et les gros nerfs des membres avaient leur volume et leur coloration ordinaires. «L'examen histologique a démontré, disent-ils, l'absence complète d'altérations dans les centres nerveux, dans les nerfs des muscles malades, aussi bien dans leurs ramifications intra-musculaires que dans leurs troncs et leurs racines.» Il en est de même pour le cas de Flandre[3] (Obs. iv).

En résumé, ce qui caractérise les myopathies au point de vue anatomo-pathologique, c'est l'*absence d'altérations du système nerveux.*

IV. ÉLÉMENT PRONOSTIQUE ET THÉRAPEUTIQUE. — Enfin, il

[1] Raymond; *loc. cit.*
[2] *Loc. cit.*
[3] Flandre ; *loc. cit.*

n'y a pas jusqu'au pronostic qui ne plaide en faveur de notre opinion. *Quoad vitam*, dans tous les cas il est relativement favorable, car il n'implique pas un danger prochain pour la vie des malades. Mais le processus suit toujours une marche plus ou moins lente et progressive, malgré les divers traitements (électricité, massage, etc.); que l'on a employés. Les lésions se généralisent la mort arrive par *cachexie myopathique*, et quelquefois elle peut survenir par suite de la localisation de l'affection dans les muscles indispensables à l'entretien de la vie.

Tel est le cas de Duchenne (voir plus haut) où le diaphragme fut intéressé. Le plus souvent, ce sont des maladies intercurrentes (tuberculose, broncho-pneumonies), qui enlèvent ces incurables.

M. Donkin [1] a bien prétendu avoir obtenu une guérison par le fer et la noix vomique, mais d'après Raymond le malade n'appartenait pas à la paralysie pseudo-hypertrophique. L'accord est unanime sur l'incurabilité de ces affections, et nous ne nousy arrêtons pas davantage.

Tous les faits précédents nous permettent donc de ranger tous les différents types d'atrophie que nous étudions dans un même groupe, celui des myopathies essentielles familiales que l'on doit mettre en regard de l'atrophie musculaire progressive myélopathique, type Aran-Duchenne.

Les divers caractères que nous venons de passer en revue sont, pour ainsi dire, une barrière presque infranchissable entre ces deux grandes catégories de lésions.

Dans l'atrophie de Duchenne, en effet, l'*hérédité morbide* n'intervient que d'une façon indirecte, et on ne retrouve pas le caractère *familial*. En outre, on constate la présence de *contractions fibrillaires*, la *réaction de dégénérescence*, et une évolution toute différente de l'atrophie; celle-ci commence *par les extrémités* et remonte progressivement vers la *racine des membres*.

---

[1] *British medical Journal*, 1882.

Le processus ne reste pas limité aux muscles du tronc et des membres, il envahit bien souvent ceux de la bouche et du voile du palais, constituant ainsi une paralysie *labio-glosso-laryngée*.

Enfin les altérations des *cornes antérieures* de la moelle sont constantes.

Aussi n'insisterons-nous pas davantage sur l'existence de cette double classe d'atrophies musculaires progressives, l'une myélopathique et l'autre myopathique.

Cette dernière se différencie en outre d'avec les diverses variétés de *poliomyélites antérieures* et la *paralysie spinale infantile* en particulier. Le début brusque, accompagné de fièvre, quelquefois de convulsions, la paralysie généralisée primitivement et se localisant ensuite sur certains muscles, etc..., sont autant de caractères propres à cette dernière, permettant de trancher la question.

Devons-nous les confondre avec la maladie de Thomsen ? Nous ne le croyons pas. On sait, en effet, que celle-ci est une *myotonie congénitale* s'accompagnant quelquefois d'un développement exagéré et athlétique des muscles ; elle est essentiellement caractérisée par une rigidité tétanique qui apparaît dans les muscles au moment où ils entrent en contraction volontaire. Ce sont là autant de symptômes qui n'ont aucun rapport avec les premiers.

Nous avons aussi déjà vu dans le chapitre Ier ce que l'on devait penser des types intermédiaires Charcot-Marie et Brossard ; rappelons seulement qu'ils ne semblent pas pouvoir rentrer dans le cadre des myopathies.

Nous n'insistons pas non plus sur leur diagnostic d'avec les *polynévrites*, quelle que soit la nature de celles-ci (saturnine, lépreuse, alcoolique, puerpérale, etc...). On sait que le mode d'apparition de la maladie et la distribution des lésions sont tout à fait différents. La présence de *phénomènes douloureux*, souvent très intenses dans ces affections, vient compléter le tableau.

Nous ne ferons que signaler aussi, pour les éliminer, les amyotrophies consécutives à des *paralysies hystériques* étudiées récemment par Babinski[1] et *la raralysie radiculaire supérieure du plexus brachial* ou *paralysie de Duchenne-Erb* succédant à un violent traumatisme, qui est unilatérale.

Nous tenions seulement à montrer que les myopathies essentielles présentent un certain nombre de caractères communs qui les relient entre elles et en forment une classe à part.

B. Caractères différentiels.

Passons maintenant à l'étude des différences établies entre les diverses formes de myopathie et voyons jusqu'à quel point elles sont bien fondées.

On s'est basé, à ce point de vue, sur deux points principaux :

1° *La présence ou l'absence d'atrophie ou de pseudo-hypertrophie.*

2° *L a prédominance et le début de la maladie dans telle ou telle région.*

I. Analysons d'abord le premier caractère, c'est-à-dire les lésions *anatomo-pathologiques du système musculaire.* Comme nous y trouvons des faits extrêmement importants, nous croyons qu'il est indispensable de nous y arrêter quelques instants.

Dans la pseudo-hypertrophie, les muscles ont une consistance un peu variable suivant les rapports de la lipomatose et de la sclérose ; de consistance mollasse dans les cas de pseudo-hypertrophie, ils sont durs et fibreux dans les cas d'atrophie simple. «La lésion principale de la fibre musculaire, dit Roth (de Moscou)[2], consiste en un raccourcissement de celle-ci, par suite de l'atrophie fibreuse partielle d'une ou de ses deux extrémités ; cette atrophie peut être partielle ou étendue à toute la fibre musculaire ; celle-ci prend alors ou l'aspect fusiforme ou celui d'un simple tractus fibreux. Ces lésions sont du reste assez diffuses dans l'intérieur

[1] Babinski ; *Progrès médical*, 1886.
[2] Roth ; *Société de Biologie*, décembre 1886.

du muscle. On constate qu'au niveau où se continuent la fibre musculaire et le tendon, il y a pour ainsi dire une fonte de l'extrémité musculaire et un accroissement de la partie tendineuse.» Ce serait là pour l'auteur une lésion caractéristique bien différente de l'atrophie musculaire d'origine myélopathique; ces lésions expliqueraient la rétraction tendineuse et les bosses contractiles que l'on voit se former dans certains muscles. Ceux-ci ont une coloration blanc jaunâtre et même jaune lorsque la lésion est avancée. Macroscopiquement, sur une coupe, on constate que les faisceaux musculaires sont séparés par des travées fibreuses épaisses dépassant les dimensions de ces derniers. Si la lésion est plus accentuée, on voit que ce tissu interstitiel renferme des vésicules adipeuses parfois si développées, qu'elles sont tassées les unes contre les autres, et c'est à peine si on rencontre au milieu d'elles des îlots de faisceaux musculaires ratatinés. En somme, la néoformation fibreuse représente la période initiale du processus, l'adipose la période terminale, et, à mesure que la lésion fait des progrès, le tissu fibrillaire et les faisceaux musculaires tendent à disparaître.

L'examen microscopique vient confirmer ce qui précède. En effet, on constate une prolifération considérable du tissu conjonctif interposé entre les faisceaux musculaires et les fibrilles de ces faisceaux. Cette lésion commence par le périmysium interne et par la tunique adventice de ces vaisseaux ; elle est caractérisée par une multiplication très grande de noyaux et de cellules fusiformes.

Lorsque la lipomatose se confirme, ces derniers éléments paraissent être le point de départ de cette transformation. Si l'on examine des coupes longitudinales de muscles peu altérés, on aperçoit les cellules graisseuses rangées en chapelet. D'après Friedreich, «cette disposition proviendrait de ce que l'on est en présence de faisceaux de tissu conjonctif interstitiel dont les noyaux ont subi la dégénérescence graisseuse ».

A ces lésions se joignent celles des faisceaux musculaires. Ils sont d'abord dissociés par l'hyperplasie interstitielle ; puis, par suite de la compression, les fibrilles s'atrophient et disparaissent progressivement sans dégénérescence granulo-graisseuse. D'après Kelsch[1], « leurs diamètres sont diminués à des degrés variables, mais, à part cette gracilité, elles conservent jusqu'aux dernières limites de l'émaciation leurs caractères normaux. La striation transversale ne cesse pas d'être parfaitement accusée, les noyaux du sarcolemme ne sont ni gonflés ni multipliés ; bref, les fibres contractiles disparaissent généralement par l'*atrophie simple* et exceptionnellement par la dégénérescence granulo-graisseuse que MM. Charcot et Cohnheim ont rencontrée sur de rares points de leurs préparations».

Dans quelques cas, très rares du reste, on a trouvé une *hyperplasie* de certains faisceaux musculaires. D'après certains auteurs, Eulenburg[2] et Hitzig[3], l'hypertrophie vraie précéderait la période d'atrophie.

En résumé, ces altérations sont caractérisées par : 1° l'*hyperplasie* du tissu conjonctif interstitiel ; 2° la présence de *vésicules adipeuses* dans ce tissu ; 3° l'*atrophie simple* de l'élément contractile au milieu des néoformations précédentes.

Nous avons déjà vu que, pour les autres myopathies, les autopsies manquent, et les auteurs donnent peu de renseignements sur les résultats qu'ils ont pu obtenir en étudiant les fragments musculaires utilisés sur le vivant au moyen du *harpon*.

Il y a cependant une observation de Landouzy et Déjerine[4]. Or, ils ont constaté : 1° la présence de l'*atrophie simple* sans aucune transformation protéique ou pigmentaire quelconque du faisceau primitif; ce dernier se réduit peu à peu de diamètre en

[1] Kelsch ; *Dict. encyc. des Scienc. Méd.*, article *Paralysie pseudohyper.*
[2] Eulenburg : *Société de Médecine interne*, 1885.
[3] Hitzig ; *Berl. klin. Voch.*, 1888.
[4] *Loc. cit.*

conservant toujours intacte sa striation et disparaît progressivement par une sorte de résorption ; 2° la *sclérose* et l'*adipose* intermusculaires, très légères dans certains muscles.

Dans certaines régions, ils ont trouvé, en outre, une certaine *hypertrophie* de la fibre musculaire limitée à un petit nombre d'entre elles.

Aussi ajoutent-ils que la nature du processus histologique est la même que dans la paralysie pseudo-hypertrophique, avec cette seule différence que, dans leur type, l'atrophie de l'élément contractile n'est pas accompagnée d'une hyperplasie aussi considérable du tissu conjonctif interstitiel.

Les altérations musculaires sont donc absolument identiques dans les diverses formes de myopathie ; il n'y a que la prédominance de l'une ou de l'autre des altérations qui varie ; mais peu importe qu'il y ait des différences au point de vue *quantitatif* s'il n'y en a pas au point de vue *qualitatif.*

En outre, dans chacune d'elles, si on examine l'évolution des lésions, on voit qu'elle n'est pas fixe. En effet, cette sclérolipomatose peut varier dans son intensité et son étendue. «C'est ainsi que bien souvent les muscles les plus ordinairement atrophiés sans augmentation de volume extérieur pourront être le siège d'une lipomatose considérable, comme dans d'autres cas celle-ci fera défaut là où elle existe de règle, ou n'existera qu'en proportions presque nulles.»

L'hypertrophie du début peut être transitoire, dans ce cas ; les régions primitivement augmentées de volume diminue très rapidement, on ne constate pas pendant tout le temps de la maladie le développement excessif des muscles, constant dans les autres cas, et on peut porter un diagnostic différent de celui de la première période.

« Il peut[1] se présenter aussi des variétés où le processus soit

---

[1] Thérèze ; *Gazette des Hôpitaux,* 1890.

atrophique, soit hypertrophique peut se combiner dans un même muscle; si par hasard il est envahi en proportions à peu près égales par la sclérose ou par la lipomatose, il en résultera au point de vue de son volume apparent une compensation, et la paralysie pourra ainsi arriver à son degré extrême sans aucune modification extérieure du relief musculaire.»

Tel est le cas de l'observation ɪ de Marie et Guinon [1].

« En outre, bien souvent ces modifications sont rendues plus difficiles à apprécier par suite des altérations des téguments, caractérisées par un empâtement et un épaississement considérable de la peau et du tissu cellulaire sous cutané qui peuvent masquer l'amaigrissement des muscles à peine perceptibles au toucher, au travers de l'épaisse couche qui les recouvre. »

D'après ce que nous venons de voir, il est incontestable que, chez le même malade, on peut trouver à la fois des muscles augmentés de volume et d'autres atteints d'atrophie, ces altérations n'étant que le fait de l'évolution de la même maladie. Par conséquent, dans toutes les myopathies la nature du processus est identique et l'aspect extérieur des masses musculaires peut varier sans aucune règle déterminée par le type auquel semble appartenir le malade.

— Si maintenant, jetant un coup d'œil en arrière, on examine la différence qui existe entre le *type Leyden* et la *paralysie pseudo-hypertrophique*, on voit que dans les deux cas la distribution est la même, mais dans le premier il n'y a pas d'augmentation de volume du relief musculaire.

Mais, en se basant sur le mode d'évolution des lésions, on comprend très bien que, suivant que l'on observera les malades à des âges différents, on pourra constater de l'atrophie dans les muscles où la pseudo-hypertrophie aura été manifeste au début ; on pourra ainsi voir se réaliser successivement chez eux, ces deux formes.

[1] *Loc. cit.*

Ou bien, si la pseudo-hypertrophie est transitoire, le malade rentrera presque immédiatement dans le type Leyden, qui doit être considéré comme une variante plus ou moins fruste de la paralysie pseudo-hypertrophique.

C'est là, d'ailleurs, l'opinion à laquelle se sont rattachés bon nombre d'auteurs et, en particulier, Damaschino[1], qui s'est basé sur l'observation d'un cas rapporté dans la thèse de Hamon[2]. Ce malade avait présenté au début une augmentation de volume de certains muscles surtout au niveau des mollets, et lorsqu'il fut examiné par Damaschino il était complètement atrophique même aux membres inférieurs, siège primitif de la pseudo-hypertrophie.

Landouzy et Déjerine, Raymond, etc..., ont tous émis la même opinion.

Ces mêmes considérations appliquées au *type Zimmerlin* nous montrent son analogie étroite avec le *type d'Erb*.

Dans ces deux variétés, la distribution de l'atrophie est la même et revêt la forme *scapulo-humérale* ; mais dans la première la pseudo-hypertrophie n'existe pas ou du moins est très rare, tandis qu'elle est de règle dans la seconde. Or nous avons déjà vu la minime importance que l'on doit attribuer à cet argument, capital d'après Zimmerlin.

Quant aux détails d'observation d'un malade de cet auteur tels que la présence de la réaction de dégénérescence dans un seul muscle, le grand pectoral, on ne saurait s'y arrêter, d'autant plus que ce fait isolé était associé à une atrophie analogue à celle du type d'Erb.

— Il nous reste les trois grandes variétés de myopathie, la *paralysie pseudo-hypertrophique* d'un côté, et celle *d'Erb* et de *Landouzy-Déjerine* de l'autre.

Or, un des caractères différentiels est basé sur la présence sinon la constance de la pseudo-hypertrophie dans le premier

[1] Damaschino ; *Gazette des Hôpitaux*, 1882.
[2] Hamon ; Thèse de Paris, 1883.

cas et son absence ou sa rareté dans les deux autres ; inversement l'atrophie serait de règle pour ces derniers et ne se verrait que rarement dans la paralysie pseudo-hypertrophique.

Nous connaissons déjà le peu d'importance que l'on doit attribuer à cet argument ; d'autant plus que ces phénomènes ne sont pas constants. Nous verrons, en effet (chapitre IV), que, dans la forme d'Erb principalement, l'augmentation de volume a été observée maintes fois.

Quant à la présence de l'atrophie dans la paralysie pseudo-hypertrophique, on ne saurait la mettre en doute, car les autopsies sont venues en donner une preuve certaine. C'est ainsi que Straus[1] dit : «Un des caractères constants de la paralysie pseudo-hypertrophique, c'est l'amaigrissement de quelques muscles, formant un contraste avec le développement excessif des autres».

Vulpian[2], à ce propos, émet l'opinion suivante : « L'atrophie est surtout fréquente dans les muscles antérieurs du thorax, dans ceux de l'abdomen ; elle s'observe aussi dans les membres inférieurs, dans les adducteurs et les fléchisseurs de la cuisse par exemple ; on a vu des muscles qui paraissaient hypertrophiés dans une partie de leur longueur et qui étaient visiblement atrophiés dans une autre partie. »

Depuis lors, plusieurs mémoires sont venus apporter de nouveaux faits. Citons 1° celui de Marie et Guinon[3] dans lequel ces auteurs font remarquer que « l'atrophie n'est pas un fait rare dans la paralysie pseudo-hypertrophique », et 2° la revue de Thérèze[4] consacrée à cette étude.

Par conséquent, l'étude de l'anatomie pathologique nous fournit des arguments d'une grande importance en faveur de l'analogie des diverses myopathies. La variabilité dans la forme

---

[1] Straus ; *Dict. encyc. des Scienc. Méd.*, tom. XXIII, pag. 338.
[2] Vulpian ; *Leçons sur les maladies du Système nerveux.*
[3] *Loc. cit.*
[4] *Loc. cit.*

apparente des lésions n'apporte donc pas la moindre entrave à cette opinion puisque dans tous les cas les altérations musculaires sont de même nature.

II. — Etudions maintenant le second point : *la prédominance et le début de l'amyotrophie dans telle ou telle région.*

Dans ce paragraphe, nous analyserons :

(*a*) La distribution des lésions ;

(*b*) Leur mode de début.

(*a*) *Distribution des lésions.* — Sans revenir sur l'ensemble symptomatologique des diverses myopathies, si nous examinons les muscles ou groupes musculaires qui sont atteints, nous constatons que les lésions siègent toujours sur les mêmes points.

Ainsi lorsque, dans la paralysie pseudo-hypertrophique, le processus s'étend aux *membres supérieurs*, ce sont toujours les muscles de l'épaule qui sont pris les premiers ; le deltoïde, les sus et sous-épineux (voir Obs. i) peuvent être le siège d'une pseudo-hypertrophie, et les autres muscles, pectoraux, grand dorsal, grand dentelé, rhomboïde, etc..., sont diminués de volume et atrophiés.

D'après Gradenigo, le pectoral aurait été atrophié 21 fois sur 21 cas et le grand dorsal 6 fois sur 6 cas.

La lésion s'étend au biceps, mais les muscles des avant-bras sont respectés (le long supinateur excepté), ainsi que ceux de la main.

D'un autre côté, si l'on veut bien se rappeler le tableau géographique des lésions dans le type d'Erb, on voit qu'il est en tous points identique au précédent. En effet, les muscles de l'épaule, atteints d'atrophie dans le premier cas, sont justement ceux qui sont les premiers malades dans le second, et quant à ceux qui sembleraient résister le plus longtemps dans la forme d'Erb (deltoïde, sus et sous-épineux...).ils sont bien souvent le siège d'une hypertrophie vraie ou apparente. Pour Erb, ce serait même un signe caractéristique dont il fait mention à propos de ses malades. Telle est, en particulier, la xiie observation de son mémoire, dans laquelle le sujet présentait une pseudo-hypertrophie du sous-épineux.

Inversement, dans les formes d'Erb et de Landouzy-Déjerine, lorsque les *membres inférieurs* sont atteints, l'affection se localise de préférence dans les muscles des cuisses et des jambes: fessiers, quadriceps fémoral, péroniers et jambier antérieur d'un côté où il y a prédominance de l'atrophie, tenseur du fascia lata, couturier et surtout les muscles du mollet où siège la pseudo-hypertrophie.

Or, ce sont ces groupes musculaires qui sont, eux aussi, les premiers et les seuls atteints dans la paralysie pseudo-hypertrophique.

Aux membres inférieurs comme aux membres supérieurs, la localisation de la maladie est donc identique dans les trois formes de myopathie, quelle que soit la variété que l'on considère.

Il en est de même lorsque les muscles de la face sont pris ; ce sont toujours ceux de la mimique, innervés par le facial, qui sont le siège de l'affection.

Nous avons donc là, à notre avis, une, autre preuve de l'analogie des différents types.

D'ailleurs, ce processus ne paraît pas envahir les muscles d'une façon aveugle ; il semble dans tous les cas suivre la même marche, et on n'est pas là en présence d'une simple coïncidence ; nous allons le voir.

Certes, la *pathogénie* de ces affections est encore fort obscure, et Duchenne, au début, les attribuait à une *lésion cérébrale* avant que les autopsies eussent démontré l'intégrité du cerveau.

Puis, on les rattacha à une *lésion spinale.* C'est ainsi que Müller[1]

[1] Müller; *Beit. s. path. Anat. und. Phys. der mens. Rückenmarks.* Leipzig, 1870.

et beaucoup d'autres émirent cette opinion. De nombreux cas furent publiés à ce sujet, mais nous savons déjà (voir plus haut pag. 36) que toutes ces observations n'étaient pas des plus nettes au point de vue clinique.

Aussi a-t-on abandonné cette idée, et Charcot[1], un des premiers, nous l'avons vu, s'est opposé à la tendance qui poussait les auteurs à attribuer ces troubles à des lésions des centres nerveux. « Je me propose, dit-il, de montrer qu'en matière d'atrophie progressive il faut se garder de céder à l'envie de tout expliquer physiologiquement par la lésion des cornes grises spinales antérieures. L'histoire de la paralysie pseudo-hypertrophique nous offre un exemple de myopathie généralisée à marche progressive, se développant en dehors de toute influence du système nerveux. »

En 1874, Ord[2] fit paraître un travail dans lequel, en s'appuyant sur les troubles vaso-moteurs observés dans quelques cas, il essaye de baser sa théorie pathogénique sur l'influence du *sympathique*.

Berger[3] a fait intervenir l'action des *nerfs trophiques*; à l'état physiologique, ils agiraient comme modérateurs de la nutrition; au début de la maladie, leur destruction engendrerait l'hypertrophie et, au bout d'un certain temps, surviendrait l'atrophie consécutive. Cette opinion défendue par Althaus[4] a été complètement abandonnée.

Nous avons vu que, depuis lors, l'intégrité des centres nerveux est admise pour tous les cas. Erb, dans son Mémoire, dit : « Je considère comme probable qu'avec nos moyens d'investigation anatomique de la moelle, on ne constate pas d'altérations des

---

[1] Charcot ; *Leçons sur les maladies du système nerveux.*
[2] Ord ; *Medico-chirurg. Transactions*, 1874.
[3] Berger ; *Deutches Arch. für Klin med.*, 1872.
[4] Althaus ; *Medical Times and Gazette*, 1873.

cellules grises antérieures et des racines antérieures dans ma
forme d'atrophie musculaire juvénile. »

Landouzy et Déjerine, à propos de leurs malades, ajoutent :
« Essentiellement myopathique, l'atrophie musculaire progressive,
débutant dans l'enfance par la face, nous apparaît comme une
entité pathologique nouvelle, comme une personnalité originale,
étonnée de se rencontrer mêlée et confondue avec les amyotrophies que nous nous sommes accoutumés à savoir justiciables
d'une lésion médullaire. »

Certains auteurs ont cru pouvoir rattacher ces maladies à un
trouble fonctionnel du myélaxe. Lépine, en particulier [1], a soutenu
cette théorie. « Je ne suis pas absolument convaincu, dit-il, de
l'intégrité fonctionnelle du système nerveux central chez ces malades. » Ces lésions, au point de vue pathogénique, seraient
analogues à celles qui se produisent dans les cas d'atrophie musculaire consécutifs à une lésion périphérique (arthrite, traumatisme, etc...). La cellule grise antérieure, troublée fonctionnelle-
ment, n'enverrait plus la quantité d'influx trophique nécessaire.
On serait donc en présence d'une trophonévrose musculaire tout
comme on observe un grand nombre de névroses en neuropathologie.

Dans l'espèce, on ne trouve pas de cause occasionnelle extérieure comme dans les cas précédents ; aussi cette théorie n'est-
elle pas admise par la plupart des auteurs.

Il reste alors la seconde hypothèse, celle de la myopathie
essentielle qui repose sur les lésions que l'on a constatées. Les
muscles, comme les autres tissus de l'organisme, pourraient
devenir spontanément malades, mais la cause intime reste encore
absolument inconnue ; c'est ce que Charcot a résumé en attri-
buant à ces affections l'épithète de *myopathie progressive primitive.*

[1] Lépine ; *Lyon Médical,* septembre 1885.

Il a aussi démontré, dans ses leçons, l'influence que l'hérédité peut jouer dans l'espèce, et il se demande si l'on ne doit pas admettre que la maladie existe déjà en germe dans la vie intra-utérine.

Partant de ce principe, il y a quelques années à peine, Babinski et Onanoff [1] ont fait des recherches à propos de la distribution des lésions dans les myopathies et ont éclairé cette question d'un jour nouveau. Ils ont remarqué, eux aussi, que, « *quelle que soit la forme à laquelle on ait affaire,* certains muscles se prennent avec rapidité (le grand dorsal est peut-être le muscle de l'économie qui est le plus souvent atteint). Par contre, il y a certaines régions qui ne sont envahies que très rarement. Signalons spécialement, à ce sujet, la main, où les muscles interosseux en particulier sont presque toujours respectés.

»Lorsqu'une région est envahie, que l'invasion soit initiale ou terminale, ce sont toujours les mêmes muscles qui sont atteints ; ainsi, par exemple, lorsque dans la forme infantile de Duchenne, les membres inférieurs viennent à être pris, la localisation de l'amyotrophie est la même que dans la paralysie pseudo-hyper-trophique, et inversement ».

Ces auteurs divisent les muscles de l'économie en trois catégories : les *prédisposés,* les *réfractaires,* les *intermédiaires,* suivant leur tendance à l'envahissement de la maladie.

D'un autre côté, ils ont examiné, à l'aide du microscope, la différence qui pouvait exister entre les muscles au point de vue de leur développement, et ils ont constaté « *qu'il y a une corrélation intime entre le degré de rapidité de leur développement et leur degré de prédisposition à la myopathie.*

«C'est ainsi, par exemple, disent-ils, qu'à l'avant-bras le supinateur est un muscle à la fois prédisposé et à développement rapide, que les fléchisseurs des doigts sont des muscles réfractai-

[1] Babinski et Onanoff ; *Société de Biologie,* février 1888.

res et qui se développent lentement ; enfin, que les radiaux et le rond pronateur sont intermédiaires à ces deux points de vue.

»Aux membres inférieurs, on peut faire les mêmes remarques en ce qui concerne le triceps crural et le triceps sural.

»Le trapèze présente un intérêt tout particulier ; la portion claviculaire de ce muscle est réfractaire, la portion adductrice est prédisposée ; or, le degré de développement de la première portion est indiqué par le chiffre 2, celui de la deuxième par le chiffre 5.»

Et ils ajoutent : « Il y a bien quelques exceptions à cette loi de corrélation, mais il est légitime d'admettre que chez tous les sujets le développement n'est pas toujours identique, et qu'un muscle dont le développement est généralement rapide se développe parfois un peu tardivement, ce qui expliquerait très bien les anomalies. »

On peut citer encore, à l'appui de cette théorie, les observations de Damsch[1], dans lesquelles il y avait une absence congénitale de certains muscles ; or, ceux qui manquaient, sont précisément atteints le plus souvent chez les myopathiques. Les lésions musculaires se produiraient donc suivant une distribution embryogénique.

Ces faits nous ont paru d'une haute importance, aussi nous y sommes-nous arrêté avec intention ; ils nous apportent encore une preuve évidente de l'autonomie de ces affections au point de vue pathogénique.

b. *Mode de début*. — Il nous reste maintenant la variabilité du *mode de début* ; mais, en présence de la similitude de tous les autres caractères, il est évident que ce seul signe ne peut pas faire considérer ces amyotrophies comme de nature différente. Cette localisation particulière du processus morbide n'est réellement pas suffisante, d'autant plus que, dans beaucoup de cas, il est

---

[1] Damsch ; *Cent. j. Klin. Med.*, 1891.

bien souvent difficile de savoir quel a été le siège primitif de la lésion. C'est un peu le cas de nos malades, chez lesquels les troubles ont apparu presque en même temps aux membres inférieurs et aux épaules.

De plus, comme le font remarquer Marie et Guinon [1], les troubles du côté de la face sont difficiles à observer à cause de leur faible intensité. « Ils se réduisent à une immobilité des lèvres dans certains mouvements, à une certaine anomalie dans la physionomie; le malade ne siffle que difficilement, une moitié de la lèvre étant plus épaisse que l'autre par suite de la production des nœuds de contraction; l'orbiculaire des lèvres, en se contractant, ne permet pas à l'orifice buccal d'être complètement arrondi. »

« Dût la chose paraître étonnante, disent Landouzy et Déjerine, on devra savoir que ce facies n'attire, ne fixe ni ne retient l'attention du plus grand nombre des médecins. »

Les considérations précédentes nous permettent donc d'établir l'*analogie* qui existe entre *la forme de Landouzy et celle d'Erb.*

L'aspect présenté par les malades, en effet, est absolument le même dans la plupart des cas lorsque l'affection est constituée, abstraction faite de l'envahissement de la face. Or, nous savons qu'il n'y a pas là de quoi établir une différence fondamentale. Landouzy et Déjerine [2] font remarquer, avec juste raison, que, chez un de leurs malades, la face ne fut prise que longtemps après les membres.

Il est vrai que ces auteurs relèvent ce fait que, dans leur type, lorsque les membres de l'épaule sont pris, il n'y a pas de pseudo-hypertrophie musculaire, tandis qu'il en existe dans la forme juvénile d'Erb; nous avons vu plus haut que c'est là un caractère qui ne saurait entrer en ligne de compte, car il est des plus infidèles et trop souvent transitoire. Erb dit lui-même : « La pseudo-

[1] *Loc. cit.*
[2] *Loc. cit.*

hypertrophie n'a rien de permanent, elle n'existe le plus souvent que pendant un temps plus ou moins long et peut, dans le cours de l'affection, faire place à une atrophie prononcée. »

En outre, les caractères qui paraissent différencier *le type* d'*Erb* de la *paralysie pseudo-hypertrophique* s'effacent devant ces mêmes considérations.

De même que la forme des lésions anatomiques ne doit pas séparer ces maladies, de même la variabilité du début ne saurait nous arrêter, d'autant plus que la distribution du processus est identique dans les parties atteintes. D'ailleurs, Erb dit dans son Mémoire[1] : « Cette forme (type Erb) concorde en tous points, quant à sa symptomatologie et spécialement eu égard à sa localisation dans la moitié supérieure du corps, en partie aussi dans la moitié inférieure, avec ce que l'on connaît sous le nom de pseudo-hypertrophie des muscles, sauf qu'elle ne s'accompagne pas d'une lipomatose bien saillante, donnant lieu à un accroissement de volume ; par contre, l'hypertrophie musculaire vraie se rencontre assez souvent dans les deux formes morbides. Cette atrophie musculaire héréditaire est dans tous ses traits essentiels entièrement identique avec la pseudo-hypertrophie, elle ne se distingue de cette dernière que par un développement moins apparent de la lipomatose. »

Quant aux relations entre le type *Landouzy-Déjerine* et la paralysie *pseudo-hypertrophique*, elles sont aussi très étroites. Le mode de début variable ne doit pas être un élément de dissidence.

Dans le premier cas, les muscles de la face seraient les premiers atteints. Or, avec l'analogie qui existe pour les autres caractères, si dans la paralysie pseudo-hypertrophique les muscles de cette région n'étaient pas intéressés, cela ne serait pas suffisant pour les différencier ; mais ce n'est pas le cas. En effet, dans de nombreuses observations se rapportant à cette dernière forme, on

---

[1] Raymond ; *loc. cit.*

trouve cette mention que les muscles de la face sont pris à un degré plus ou moins marqué, et l'on sait que, au moment où Duchenne commença à étudier cette maladie, il avait été frappé de l'expression stupide de la physionomie de quelques-uns de ses malades ; c'est pour ce motif que, croyant avoir affaire à une lésion du cerveau, il avait tout d'abord décrit cette affection sous le nom de « paraplégie hypertrophique de l'enfance de cause cérébrale ».

D'ailleurs nous verrons dans le chapitre suivant que les observations de ce genre sont nombreuses.

Aussi, après l'ensemble des faits que nous venons d'étudier, croyons-nous pouvoir nous rallier à l'opinion de certains auteurs et en particulier à celle de Raymond [1], « qui considère la paralysie pseudo-hypertrophique, la forme d'atrophie musculaire décrite par Leyden et Mœbius, le type Zimmerlin, la forme d'Erb et le type Landouzy et Déjerine, comme de simples modalités cliniques d'un seul et même processus d'une affection myopathique qui se dresse en regard de la forme spinale d'atrophie musculaire progressive ».

De nombreux faits cliniques viennent confirmer ces divers points, et nous allons maintenant les analyser.

[1] *Loc. cit.*

CHAPITRE IV

Formes de transition.

———

Les considérations précédentes, qui ont servi de base à la dé-
monstration des rapports des différents types de myopathie essentielle, sont le fait de nombreuses observations publiées par les
auteurs, et nous avons eu l'occasion d'en citer plusieurs dans le
cours de notre travail.

Actuellement, passant dans le domaine clinique, nous laisserons
de côté celles qui ont été l'objet de la création des diverses formes, par suite de leurs caractères particuliers et spéciaux ; nous
nous occuperons de celles qui, puisant leur symptomatologie à
plusieurs types, constituent ainsi des *formes de transition*; et à
ce propos nous analyserons les trois cas que nous avons observés.

« Tous ces faits, dit Parisot [1], montrent d'une façon éclatante
les points communs de ces différentes variétés morbides et viennent encore prouver, s'il en était besoin, la justesse de cet
axiome vrai jusque dans sa banalité : *natura non facit saltus.* »

Charcot [2], dans ses leçons, s'exprime ainsi : « Il y a des transi-
tions qui font passer d'un type dans l'autre et qui permettent de
reconnaître qu'un même individu peut présenter à la fois toutes
les formes. »

1° *Rapports cliniques entre le type Leyden-Mœbius et la paralysie pseudo-hypertrophique.* — Nous n'insisterons pas sur ce
point, car l'accord est à peu près unanime à ce sujet. La forme
de Leyden n'est qu'une phase de l'autre ; Damaschino [3], en parti-

---

[1] Parisot ; Thèse d'agrégation, 1886.

[2] Charcot ; *Leçons du Mardi*, 1887-1888.

[3] *Loc. cit.*

culier, cite des malades ayant été des pseudo-hypertrophiques dans leur enfance et présentant à l'âge mûr les caractères du type Leyden. L'observation même de ce dernier auteur [1] en est un exemple. Son malade, en effet, avait depuis son enfance un certain affaiblissement musculaire dans les membres inférieurs. A 30 ans, les lésions étaient caractérisées par une très profonde atrophie des muscles de la cuisse et de la région lombaire et par une hypertrophie de ceux des mollets. A ces désordres anatomiques correspondaient des troubles fonctionnels, balancement pendant la marche, difficulté pour se relever.

N'est-on pas là en présence d'une forme de transition? Le fait ne paraît pas discutable. Il en est de même pour les observations d'Eulenburg rapportées par Leyden.

2° *Rapports cliniques entre le type Zimmerlin et les autres formes.* — Les observations de Zimmerlin [2] appartiennent à deux familles : (Lozli et Schumacher) 2 garçons et 2 filles étaient atteints dans la première, 3 garçons chez la seconde.

A. Chez l'un des derniers, l'affection avait commencé par un affaiblissement et une diminution de volume des muscles des lombes et des membres inférieurs et avait gagné ensuite les membres supérieurs. En outre, le grand pectoral droit était le siège de pseudo-hypertrophie.

C'est là, en somme, un cas intermédiaire entre la *forme de Leyden* et les autres cas décrits par Zimmerlin.

De même, nous trouvons dans le travail de Barsidkow [3] la description de plusieurs malades réalisant le type de Leyden, mais chez l'un d'eux il y a une participation précoce des muscles de l'épaule.

En remontant aux observations de Friedreich, Oppenheimer et

---

[1] Leyden ; *Traité des maladies de la moelle.*
[2] Zimmerlin ; *Zeitschrift für Klin. Med.*, 1883, et *Neurol. Centralbl.*, 1885.
[3] *Loc. cit.*

Heptenmacher [1], on voit aussi que le processus commence par la masse sacro-lombaire comme dans le type Leyden-Mœbius et atteint rapidement les membres supérieurs comme dans la forme de Zimmerlin. C'est ce qui fait dire à Schultze « qu'il faudrait admettre un type *Oppenheimer-Friedreich-Heptenmacher* ».

Les faits qui montrent les *rapports entre le type Zimmerlin et le type Leyden-Mœbius* sont donc nombreux.

B. Les observations de Zimmerlin présentent une autre particularité : ce sont les troubles de la mimique chez deux de ces malades.

Voici d'ailleurs le résumé de ces cas que nous empruntons au Mémoire de Landouzy et Déjerine [2].

Famille Schumacher, trois frères atrophiques.

Début antérieur à la puberté (de 13 à 15 ans). Localisation scapulo-humérale chez les deux premiers, chez le troisième les membres inférieurs sont également pris. Pas de contractions fibrillaires, ni de troubles de la sensibilité, pas de réaction de dégénérescence sauf dans un muscle.

Marche lente de l'affection. La face est intacte chez le troisième frère, mais elle est touchée chez les deux autres. Dans l'Obs. vi, il est noté que « le malade a la bouche un peu tirée à gauche. L'avancement des lèvres (moue) et le sifflement sont incomplets, et se faisaient *mieux* auparavant au dire du malade ». Dans l'Obs. vii, la bouche est large, la lèvre inférieure épaisse et un peu pendante. Intégrité du front et des yeux. Par contre, dans ces mouvements, la région de la bouche, ainsi que la bouche elle-même, ne se modifient que peu et restent immobiles d'une façon frappante, *comme un masque*. Le malade ne peut gonfler les joues, ni faire la moue, ni siffler. (Langue et voile du palais intacts dans les deux cas.)

La participation très nette de la face dans ces observations nous montre les rapports intimes qu'elles présentent avec le *type Landouzy-Déjerine*.

[1] Raymond ; *loc. cit.*
[2] *Loc. cit.*, pag. 355.

C. Plus loin, à propos de l'Obs. vii, ces auteurs ajoutent :

«La musculature du grand pectoral du côté droit, plus volumineuse qu'à l'état normal, constitue du côté de l'humérus une convexité molle appréciable».

Cette lipomatose ne forme-t-elle pas un intermédiaire entre ce malade et ceux du *type Erb ?* Nous avons vu en effet que c'était la seule différence entre ces deux formes.

3° *Rapports cliniques entre le type d'Erb et celui de Landouzy · Déjerine.* — Dans l'espèce, les formes de transition sont nombreuses ; ce sont celles que Landouzy et Déjerine décrivent sous le nom de *type facio-scapulo-huméral* et celles que l'on range, en Allemagne, sous l'étiquette de *type juvénile d'Erb avec participation de la face*

C'est ainsi que, dans l'observation de Lichtheim rattachée à la forme d'Erb par cet auteur à cause de son mode de *début par l'épaule droite* et à cause de la distribution des lésions, il y a des troubles du côté de *la physionomie.*

«La face [1], dans son ensemble, est très amaigrie mais néanmoins symétrique ; on remarque cependant à la commissure labiale droite quelques petits sillons, qui manquent à gauche ou n'y sont que faiblement indiqués. Parmi les mouvements mimiques, le froncement du nez manque presque complètement ; ce mouvement est du reste défectueux des deux côtés. Le froncement des sourcils n'existe qu'à un très faible degré ; la partie médiane du front ne présente pendant ce mouvement que des plis verticaux très faiblement indiqués. Le froncement du front est beaucoup mieux conservé ; l'occlusion des yeux est complète.

La malade peut faire la moue, moins bien cependant qu'à l'état normal, elle ne peut siffler, quoiqu'elle ait pu le faire auparavant. L'élévation de la lèvre supérieure est extrêmement difficile, elle ne se fait que très faiblement ; l'abaissement de la lèvre inférieure se fait mieux. Elle peut attirer les commissures labiales en dehors également

[1] Landouzy et Déjerine ; *loc. cit.,* pag. 292.

des deux côtés. Pendant le rire, on ne note aucune expression particulière du visage.

Les mouvements du maxillaire sont complètement intacts, aussi bien à l'ouverture qu'à la fermeture de la bouche. Il en est de même des mouvements de latéralité et de projection en avant du maxillaire inférieur. Les mouvements de la langue sont conservés, la langue a sa forme, son épaisseur normales, la parole est normale. Les mouvements des globes oculaires ne sont pas défectueux.»

Citons aussi le cas de Remak [1]. Il s'agit d'un homme de 32 ans, dont la maladie a commencé insidieusement dans l'enfance par les *muscles de l'épaule et du bras*, et peu à peu la *face* a été envahie ; à l'époque où cet auteur l'a observé, il ne pouvait *fermer les paupières depuis trois mois.*

«Le malade est petit [2], d'aspect souffreteux ; l'état général est bon. Ce qui frappe surtout, c'est l'aspect de clignotement avec lagophtalmos et un léger ectropion paralytique, ainsi que le masque du visage. Le front, remarquablement lisse, ne peut être plissé ni en long ni en travers. Lorsqu'il essaye de fermer les yeux, les bulbes oculaires se tournent en haut et en dedans, et la sclérotique reste découverte dans une largeur de $0^m,01$. Le nez ne peut être plissé tandis que les narines se dilatent par le reniflement. Les sillons naso-labiaux manquent· La flaccidité des muscles de la partie inférieure du visage est masquée par le grand développement de la barbe. La bouche ne peut être froncée en avant (moue). Le visage est partout lisse nullement excavé. Les os malaires et le maxillaire inférieur ont leur volume normal. Pas de paralysie oculaire. Le Dr Baumeister a constaté une légère faiblesse de l'accommodation ; à part cela, un état ophtalmoscopique et un fonctionnement normal. La langue, non atrophiée, peut être sortie comme à l'état normal et tournée dans tous les sens. Les mouvements et la situation du voile du palais sont normaux. Pas de troubles du goût. La parole est intacte, et n'est même pas modifiée par les labiales. Jamais il n'y a eu de troubles de la déglutition ni de la mastication.

[1] Remak ; *Neurol. Centralbl. de Mendel*, 1884.
[2] Landouzy et Déjerine ; *loc. cit.*, pag. 288.

L'examen du corps indique une atrophie très prononcée des muscles de l'épaule et du bras. Les omoplates sont ailées, et cette particularité s'exagère lorsqu'on essaye d'élever le bras (atrophie des grands dentelés et du segment inférieur du trapèze). Les deltoïdes sont aplatis, les muscles sont très atrophiés ; le long supinateur manque aux avant-bras.»

Partout, dans les points atrophiés, il y a parallélisme parfait de la contractilité faradique et galvanique. Il n'y a nulle part de réaction de dégénérescence.»

C'est bien là un cas d'atrophie d'Erb avec altération des muscles de la face.

Il y aurait, en outre, l'observation de Mossdorf[1], mais ici «l'interprétation est plus délicate, disent Landouzy et Déjerine, en tant que participation des muscles de la face à l'atrophie, car une moitié seule de la face paraît touchée d'une part, et d'autre part une amélioration rapide et notable est survenue dans l'état des muscles de la face et des membres ».

Nous arrivons à l'observation de M. Charcot citée dans le Mémoire de Marie et Guinon[2] (Obs. II).

Il s'agit d'un garçon de 20 ans qui présente tous les caractères de l'atrophie du type d'Erb, et nous n'insisterons pas sur ce point dont les détails sont rapportés in extenso dans ce travail. Mais, en outre, il présente des lésions du côté de la face.

Voici les faits qui ont trait à cette particularité :

« Les muscles de la face semblent indemnes, cependant les lèvres présentent un caractère d'immobilité relative dans certains mouvements, qui peut faire penser que leurs muscles ne sont pas tout à fait normaux. C'est ainsi que, lorsqu'on dit au malade de rapprocher ses lèvres le plus possible, il ne peut arriver à faire avec sa bouche un orifice tout à fait circulaire. Quand il siffle, la moitié droite de la lèvre inférieure est un peu plus épaisse que la moitié gauche. En somme, sans qu'il y ait réellement paralysie des muscles du visage, toutes

[1] Mossdorf ; *Neurol. Centralbl.*, 1885.
[2] *Revue de Médecine*, 1885, loc. cit., pag. 806.

les personnes à qui on a montré ce malade sont tombées d'accord qu'il
y avait quelque chose d'anormal à la face. La langue est normale ;
les muscles masticateurs ne semblent pas affectés ; rien du côté du
facial supérieur, déglutition normale.»

De même, l'observation III, de Flandre[1], « ne présente pas, dit
cet auteur, le type scapulo-huméral pur ; c'est plutôt un type de
transition entre la forme scapulo-humérale et la forme de Landouzy-Déjerine. Car si, pendant un certain nombre d'années,
l'atrophie est restée localisée aux membres supérieurs, on a vu
se surajouter l'atrophie des muscles de la face».

Inversement, dans un cas cité par Landouzy et Déjerine comme
se rapportant à leur type, la face n'a été prise que longtemps
après l'épaule, et on est en droit de croire que l'on a affaire à une
forme de transition.

Voici cette observation[2] :

«Le nommé L..., âgé de 52 ans, est examiné à la Charité, où il vient
voir son fils affecté d'atrophie musculaire progressive. Ce qui frappe
de prime abord chez cet homme, c'est le facies. A distance, on le
croirait atteint de diplégie faciale. La figure est atone, sans expression,
les yeux grands ouverts ; les lèvres, proéminentes, paraissent grosses,
saillantes, la lèvre inférieure surtout. Le front est lisse, sans aucune
ride, les joues creuses et amaigries. Lorsqu'on dit au malade de
regarder le plafond, son front reste lisse et immobile ; lorsqu'on
cherche à le faire rire, sa physionomie prend une expression à la fois
chagrine et idiote, il ne peut siffler. Il ne peut fermer les yeux complètement, principalement l'œil gauche ; il existe, du côté gauche de la
face, une certaine prédominance de l'atrophie. Les muscles des yeux,
de la langue, du pharynx et du larynx sont absolument indemnes, il
en est de même des muscles masticateurs.

L'atrophie des muscles faciaux s'est développée chez cet homme il
y a environ 20 ans, et *elle a été précédée chez lui* par l'atrophie des
muscles des membres supérieurs. Ce sont ces derniers qui ont été pris
d'abord ; le début a eu lieu par les muscles de l'épaule gauche et les

[1] Flandre ; *loc. cit.*
[2] Landouzy et Déjerine ; *loc. cit.*, pag. 92.

muscles du bras droit ont été ensuite atteints, il avait alors 25 ans.
Depuis lors, l'affection a continué à progresser dans les muscles
des membres supérieurs et du tronc, et les muscles faciaux n'ont présenté de signes évidents d'atrophie, que douze ans après, à l'âge de
32 ans.

Les sterno-mastoïdiens sont normaux, et il en est de même des
muscles profonds du cou, car la tête est dans sa situation normale.

État actuel. — Le 15 avril 1881, la face présente les caractères énu-
mérés plus haut. Le malade, déshabillé, a une apparence squelettique
et ressemble presque en tous points à son fils (voy. Obs. ii). Les
muscles des épaules, *deltoïde* et *trapèze*, sont presque complètement
détruits, surtout à droite.

Les bras sont réduits à l'humérus recouvert de la peau ; le *biceps*,
le *triceps* brachial et le *brachial* antérieur sont réduits à l'état de ves-
tiges. *Avant-bras* droit : le *groupe cubital* est très diminué de volume,
à gauche le *long supinateur* et les *radiaux* ont disparu. La main a
une apparence simienne, griffe cubitale ; à droite le *groupe thénar* a à
peu près complètement disparu, à gauche le *court abducteur* paraît seul
atteint. Les *interosseux* sont diminués de volume, un peu plus à droite
qu'à gauche.

Thorax déformé, enfoncement du sternum. Le grand pectoral a
disparu de chaque côté. Les *intercostaux* et le *diaphragme* fonction-
nent normalement. La masse *sacro-lombaire* paraît indemne, il n'y
a pas de déformation de la colonne vertébrale. Les omoplates sont
fortement détachées de la cage thoracique et portées en dehors.

Membres inférieurs. Atrophie très prononcée des *muscles fessiers*.
Les deux cuisses sont diminuées de volume, la cuisse gauche surtout,
principalement dans sa partie antérieure. Les muscles des jambes sont
moins pris ; toutefois il existe des deux côtés, à gauche surtout, un
certain degré d'équinisme par atrophie des muscles de la région *antéro-externe. Abolition* du réflexe patellaire.

Intégrité de la sensibilité générale et spéciale.

Les muscles malades ne présentent pas de *contractions fibrillaires*,
la contractilité faradique est diminuée proportionnellement au volume
des muscles ; il en est de même de la réaction galvanique, qui est
diminuée quantitativement et non qualitativement. Il n'y a donc pas
de réaction de dégénérescence.

Les mouvements exécutés par le malade sont en raison directe du volume de ses muscles ; c'est un atrophique et non un paralytique. Jamais, à aucun moment, il n'a ressenti de douleurs dans les muscles malades.

Il est donc incontestable qu'entre le type d'Erb et celui de Landouzy et Déjerine les liens sont étroits, et les faits précédents montrent d'une façon bien nette l'analogie de ces deux variétés.

4° *Rapports cliniques entre le type d'Erb et la paralysie pseudo-hypertrophique.* Nombreux sont les cas qui nous ont déjà permis de montrer la coexistence de l'atrophie et de la pseudo-hypertrophie musculaires chez le même malade, caractères qui semblent devoir différencier ces deux formes.

C'est ainsi que Damaschino [1], dans ses leçons recueillies par son interne Duplaix, décrit quatre formes de paralysie pseudo-hypertrophique dont la troisième est caractérisée par l'atrophie d'un plus ou moins grand nombre de muscles et la quatrième par la durée toute transitoire de la pseudo-hypertrophie remplacée par une atrophie plus ou moins généralisée.

Tels sont aussi les cas de Hamon [2] et de Bourdel [3].

De même Erb, dans son Mémoire, cite un cas dans lequel il a trouvé « de la pseudo-hypertrophie des membres inférieurs et des fesses ; il existait une atrophie de la partie supérieure du tronc et des membres supérieurs qui présentait la même distribution que dans la forme juvénile ».

Il cite, en outre, un cas analogue au précédent où les sous-épineux étaient hypertrophiés et un autre où cette lésion avait pour siège les deltoïdes. C'est aussi le cas du malade de Wetphal [4].

Erb fait aussi remarquer que plusieurs des pseudo-hypertro-

[1] *Loc. cit.*
[2] *Loc. cit.*
[3] Bourdel ; *Revue des maladies de l'enfance,* 1885.
[4] Westphal ; *Neurol Centralbl.,* 1886.

phiques étudiés dans le travail de Friedreich présentent cette même association des deux tableaux cliniques de la paralysie pseudo-hypertrophique et de la forme qu'il décrit.

Cette analogie nous paraît encore mieux démontrée par le malade de Charcot, chez lequel on constatait tous les troubles fonctionnels du type d'Erb et de la paralysie pseudo-hypertrophique sans la moindre variation dans le volume des muscles.

Ce malade fait le sujet de l'observation ı du Mémoire de Marie et Guinon [1] ; voici la conclusion de ces auteurs à ce propos :

«En résumé, et nous insistons sur ce point, qui, pour nous, est d'une importance majeure ; voilà un malade présentant au point de vue fonctionnel l'aspect le plus complet de la pseudo-hypertrophie dans la station debout, dans la marche, dans l'acte de se relever et qui cependant, quand on examine les muscles, ne présente ni hypertrophie ni atrophie, bien que l'affaiblissement musculaire soit considérable et occupe un grand nombre de muscles tant aux extrémités inférieures qu'aux extrémités supérieures. »

Ce cas nous démontre bien l'association simultanée des lésions anatomiques dans les mêmes muscles et en même temps l'importance de cet axiome de Charcot : « Dans la myopathie primitive progressive, le volume des muscles n'est rien, l'affaiblissement est tout. »

5° *Rapports cliniques entre la paralysie pseudo-hypertrophique et le type Landouzy-Déjerine.*— Nous savons déjà que Duchenne, lui-même, avait été frappé de l'expression particulière de la face de plusieurs pseudo-hypertrophiques qu'il avait observés sans que leur intelligence fût troublée toutefois. A propos de l'observation présentée par M. Bergeron à la Société des Hôpitaux, il dit : « Les muscles de la face paraissent avoir subi la même altération et fonctionner aussi mal que ceux des membres, c'est en partie à cette circonstance qu'il faut attribuer sans doute le peu d'expression de la physionomie. »

[1] *Loc. cit.*

Depuis lors, de nombreux cas analogues ont été publiés. Tel est le malade de Griesinger [1], dans lequel « l'expression du visage est un peu endormie et niaise ; cependant l'intelligence a un développement normal ». Il en est de même pour celui de Klockner [2].

Nous trouvons aussi les observations de Donald Mac-Phail [3]. Chez l'une on signale une immobilité complète dans le jeu de la physionomie ; chez l'autre on note l'écoulement de la salive de la bouche, qui était plus ouverte qu'à l'ordinaire. Mais ces lésions sont assez faibles pour ne pas entraîner une véritable paralysie tout en produisant des troubles de la mimique.

Dans d'autres cas, comme ceux de Heller [4], la maladie est plus accentuée, et les muscles de la face de ces pseudo-hypertrophiques sont incapables de produire les mouvements ordinaires. Chez un malade de cet auteur, « la manière d'être est apathique, l'œil est éteint ; le visage, blême et empâté, a une expression hébétée due à la lèvre inférieure pendante, aux traits flasques, à la mimique paresseuse qui semble tenir au manque d'énergie des muscles de la face, qui réagissent mal ».

Raymond [5] cite l'observation de Longdon-Down résumée et publiée par Küssmaul. Chez ce malade, il y avait une hypertrophie volumineuse de certains muscles, et l'examen anatomique démontra que les lésions musculaires étaient bien celles de la pseudo-hypertrophie. Mais en même temps « les muscles de la face étaient torpides et les muscles orbiculaires étaient manifestement atrophiés ».

Nous pouvons encore citer l'Obs. vi du mémoire de Marie et Guinon. Dans celle-là la participation de la face à l'atrophie était

[1] Loc cit.
[2] Raymond ; loc. cit.
[3] Donald Mac-Phail ; Glasgow med. Journ., 1882.
[4] Loc. cit.
[5] Loc. cit.

très manifeste et pour ainsi dire congénitale, mais en outre un certain nombre de muscles, notamment le *deltoïde*, le *triceps crural* étaient très développés comme dans la pseudo-hypertrophie.

Dans tous ces faits, on voit évidemment la coexistence de la pseudo-hypertrophie et de l'atrophie faciale.

De plus, on a noté chez des malades atteints de pseudo-hypertrophie, la rétraction du biceps, qui serait aussi un signe pathognomonique dans le type Landouzy-Déjerine. Tels sont, d'après Longuet [1], ceux de Goodridge (Obs. ii) et de Damaschino.

En résumé, il n'existe aucune limite bien tranchée entre ces deux types ; ils sont, au contraire, réunis par des cas intermédiaires se rapportant indifféremment à l'une ou à l'autre catégorie.

6° *Rapports cliniques entre les types Erb, Landouzy-Déjerine et la paralysie pseudo-hypertrophique.*—A côté des faits précédents, il y a encore d'autres formes de transition qui semblent réunir à la fois les trois grands groupes de myopathie familiale.

Telle est l'observation xx de la monographie de Friedreich complétée et rapportée par Schultze [2]. En voici le résumé :

Sujet de 27 ans. Début par un *affaiblissement des membres inférieurs* et une *augmentation de volume des cuisses*. A la même époque, *parésie des bras et des mains*, dont les muscles étaient le siège de contractions fibrillaires.

Membres supérieurs : atrophie des *pectoraux, des muscles du dos, de l'épaule, du bras* (biceps et brachial antérieur), des *avant-bras* et des *mains*.

Membres inférieurs : *développement athlétique* (vigueur assez forte, mais fatigue rapide). Examen microscopique des muscles gastrocnémiens : atrophie musculaire.

Un an plus tard, *hypertrophie des deltoïdes* mais diminution de volume des muscles précédemment hypertrophiés.

Cinq ans plus tard, nouvelle augmentation des reliefs musculaires accompagnée de ramollissement indiquant l'infiltration graisseuse-

[1] Longuet ; *Union médicale*, 1886.
[2] Raymond ; *loc. cit.*

Treize ans après, *atrophie complète* des muscles des membres supérieurs et atrophie assez avancée de ceux des membres inférieurs et des extenseurs de la colonne vertébrale.

Légère modification du côté de la face, caractérisée par une saillie anormale de la moitié gauche de l'orbiculaire des lèvres dans l'acte de souffler, de siffler, etc...

Diaphragme intéressé, réaction de dégénérescence.

Autopsie. — *Absence de toute altération spinale, périphérique et nerveuse.*

Muscles. — Altérations très nettes et caractéristiques de la *paralysie pseudo-hypertrophique* (hypertrophie et atrophie simple musculaire, sclérolipomatose) dans les muscles moyennement et profondément atteints.

Mêmes lésions, moins avancées; pour *les muscles de la face* examinés (frontal, orbiculaire des lèvres).

Il est donc logique d'admettre que l'on est en présence d'un cas se rattachant par son début à la *paralysie pseudo-hypertrophique*, se transformant ensuite en forme juvénile d'Erb par suite de la distribution et de la marche de l'atrophie et présentant la caractéristique du type Landouzy-Déjerine, vérifiée par l'autopsie.

Raymond, à ce propos, rapporte aussi le deuxième cas de Buss. Il s'agit d'un jeune homme de 16 ans, frère d'une malade de 13 ans, chez laquelle il y avait une combinaison de la *paralysie pseudo-hypertrophique* et du type d'Erb ; chez lui on constatait les mêmes phénomènes, mais il présentait en outre une *atrophie des muscles de la face*, principalement de l'orbiculaire des lèvres.

Toutes ces formes, qui ne peuvent être classées dans telle variété plutôt que dans telle autre, nous montrent bien que l'on n'a affaire qu'à une seule maladie évoluant avec des aspects variables.

A l'appui de tous les faits précédents, nous pouvons ajouter les cas que nous avons observés.

PREMIÈRE OBSERVATION.

R..., Louis, est né le 20 juillet 1885 ; il entre dans le service le 16 juillet 1892.

Antécédents héréditaires. Le grand-père paternel est mort, à l'âge de 61 ans, alcoolique consommé ; la grand'mère, actuellement âgée de 66 ans, jouit d'une bonne santé. Quant au père, il est doué d'une forte constitution ; il a eu cependant trois fluxions de poitrine, mais à ce moment il se porte bien.

Du côté de la mère, nous ne trouvons rien de bien particulier. Cette femme n'a jamais été malade ; elle a deux sœurs qui, selon son expression, sont «l'image de la santé»; son père vit et se porte à merveille ; quant à sa mère, elle a eu à plusieurs reprises des attaques de *rhumatisme articulaire aigu*.

Antécédents personnels. Pas d'incidents particuliers à signaler pendant la grossesse.

Quelques jours avant le terme, la mère courut pendant quelques instants et se sent ', immédiatement après, fatiguée; le soir même, elle commença à éprouver les premières douleurs de l'accouchement, qui eut lieu dans la nuit sans la moindre complication ni intervention obstétricale.

A sa naissance, quoique n'étant pas tout à fait à terme, l'enfant était assez gros et bien constitué.

La mère n'ayant pas beaucoup de lait, on y suppléa avec le lait de chèvre pendant trois mois, et à ce moment on commença à nourrir cet enfant avec des panades et du bouillon.

A l'âge de 7 mois, il eut une conjonctivite catarrhale de l'œil gauche qui guérit au bout de quelques jours; la mère avait jugé bon de lui appliquer une mouche de Milan sur le bras correspondant. Depuis lors, il a eu plusieurs poussées de conjonctivite qui ont laissé un peu de larmoiement.

Ce n'est qu'à l'âge de 12 mois qu'il a mis la première dent incisive, et depuis lors la dentition s'est effectuée sans accidents.

A 15 mois, quoique aussi gros que les enfants de son âge, il ne pouvait encore se tenir debout. Ce n'est qu'à l'âge de 2 ans qu'il a commencé à marcher ; mais sa démarche était chancelante, il tombait très facilement et ne pouvait plus se relever. Déjà, à cette époque, il avait une lordose très marquée.

Jusqu'à l'âge de 5 ans, son état est resté stationnaire ; il s'est développé corporellement et intellectuellement comme tous les enfants, mais ses forces n'ont pas fait le moindre progrès.

Depuis deux ans, sa marche s'est un peu affermie, il tombe un peu moins souvent, et il parvient à se relever tout seul en usant d'un artifice caractéristique que nous décrirons un peu plus loin.

Il y a un an, ses parents se sont aperçus que les mollets augmentaient progressivement de volume jusqu'à maintenant, mais déjà ils étaient un peu plus gros qu'à l'état normal.

Tels sont les renseignements que peut nous fournir sa mère ; ajoutons à cela qu'il n'a jamais été malade, ne s'est jamais plaint de la moindre douleur dans ses membres et n'a pas présenté de troubles vaso-moteurs au niveau des mains ou des pieds, troubles caractérisés par du refroidissement accompagné de cyanose ou par de l'hyperthermie. En outre, sa mère n'a jamais remarqué qu'il ait eu des contractions fibrillaires et ignore à quelle époque a commencé l'atrophie des muscles de l'épaule, dont nous reparlerons.

État actuel. Ce qui frappe tout d'abord chez ce malade, c'est la saillie énorme de ses mollets, sa lordose et la conformation de la tête [1].

Sa tête, en effet, présente une forme particulière. Le frontal est plus développé qu'à son ordinaire et les deux bosses frontales font saillie en avant quoique le front ne soit pas découvert ; on sent, en outre, au niveau de la suture fronto-pariétale un léger ressaut dû à l'augmentation de volume de cet os. Son crâne est aplati d'avant en arrière.

Le diamètre maximum antéro-postérieur est de 171 millim.

       —   transversal   145   —

Donc l'indice céphalique obtenu par la multiplication du diamètre transverse par 100 et la division du produit par le diamètre antéro-postérieur est 84,7. Cet enfant est, par conséquent, brachycéphale ; l'indice ordinaire, en effet, est d'environ 80 et arrive à 84,6 chez les brachycéphales.

Les rapports de la tête avec le thorax sont normaux.

Du côté du tronc, nous constatons une ensellure très marquée qui fait proéminer le ventre en avant quoiqu'il ne soit guère plus volumineux qu'à l'état normal. La ligne de gravité verticale partant de la

---

[1] Voir planches, fig. 1. (Ces planches sont la reproduction des photographies de ces malades faites pendant leur séjour à l'hôpital.)

première apophyse épineuse dorsale tombe exactement à 1/2 centim.
en arrière du bord inférieur du sacrum, et la distance qui sépare cette
ligne du maximum de l'ensellure est de 5 centim. Les muscles extenseurs sont donc les plus atteints.

Il n'y a pas de cyphose dorsale, ni de déformation thoracique.

Lorsque le malade est debout, il tient ses jambes écartées et a tendance à laisser ses bras pendants le long du corps.

Sa taille, ordinaire pour son âge, est de 1 mèt. 18.

Tel est l'aspect du malade au repos.

Sa *démarche* est aussi très intéressante. En effet, chaque fois qu'il
veut lever une jambe, le bassin a un mouvement de propulsion en
avant, ce qui produit un balancement continuel d'avant en arrière, et
ce dandinement imprime à la marche un cachet tout à fait spécial. De
plus, lorsque le pied a quitté le sol, il le laisse retomber assez brusquement, ce qui occasionne un peu de steppage. Il faut aussi noter
que le pied droit est légèrement dévié en varus.

Mais sa paralysie est encore plus manifeste lorsqu'on lui fait ramasser
un objet. Pour le faire, en effet, il commence par se placer en face de
cet objet, puis il écarte ses pieds pour augmenter sa base de sustentation ; il se laisse alors tomber en avant en appuyant ses deux
mains sur le sol ; une fois à quatre pattes[1], il prend l'objet avec l'une
ou l'autre main indifféremment, et il s'appuie avec l'autre sur le genou
correspondant ; faisant alors un effort, il se redresse progressivement
en remontant peu à peu sa main sur la cuisse ; il parvient ainsi à se
relever en rampant le long de ses membres inférieurs.

La peau du malade est normale ; au niveau du siège de l'hypertrophie, elle est souple et n'est ni pâle, ni bleuâtre, ni traversée par des
veinules, ni desséchée comme cela a été décrit par certains auteurs.

Le panicule adipeux est normal, et au niveau des mollets il ne
semble pas épaissi.

Sensibilité. — Nous ne trouvons aucun trouble de ce côté-là.

Système musculaire. — Les mensurations montrent qu'il n'y a pas
d'asymétrie latérale (voir planches ; fig. vi).

Les avant-bras ont un volume à peu près normal, et il y a intégrité
absolue de leurs muscles ainsi qu'aux mains.

Les bras ont une circonférence un peu au-dessous de la moyenne

[1] Voir planches, fig. 2.

6

proportionnellement aux avant-bras et les muscles biceps sont peu développés.

Mais ce qui frappe le plus, c'est l'*atrophie des muscles de la ceinture scapulaire* et *l'hypertrophie des sous-épineux*. Le grand pectoral, le deltoïde, le sus-épineux, sont diminués de volume et de consistance, et la clavicule est saillante. De plus, par suite de l'atrophie du rhomboïde, du grand dentelé et du bord inférieur du trapèze, l'omoplate fait saillie en arrière, et, n'étant plus fixée, on peut en écarter le bord spinal et passer facilement le doigt en dessous. Cette saillie de l'omoplate est encore rendue plus apparente par l'augmentation de volume du sous-épineux, qui forme un bourrelet ayant la consistance du muscle sain.

Les muscles de la région postérieure du tronc forment une saillie normale ; ceux de la partie antérieure ne paraissent pas atteints macroscopiquement.

Aux membres inférieurs, les muscles fessiers et ceux de la cuisse surtout présentent tous une légère augmentation de volume, mais ce qui étonne, c'est le volume énorme des *muscles jumeaux*, et une légère hypertrophie des muscles antéro-latéraux ; aussi le périmètre est-il de 28 centim. à ce niveau, tandis qu'à la partie moyenne de la cuisse il n'est que de 31.

La consistance des muscles du mollet est un peu plus dure qu'à l'état normal.

Du côté des pieds, il n'y a rien de particulier, si ce n'est, comme nous l'avons vu, une légère déviation du pied droit en varus.

A la face, les muscles présentent certaines lésions. La physionomie de notre petit malade, en effet, a quelque chose d'anormal. Les paupières et le front ne présentent rien à signaler, les lèvres ne sont pas renversées en dehors, mais la fente buccale est grande et la commissure semble attirée légèrement en bas de chaque côté. Cette lésion devient plus manifeste si l'on fait rire cet enfant. Alors on voit la commissure labiale s'abaisser un peu au lieu de s'élever, ce qui donne un aspect assez singulier à sa physionomie. Il est donc probable que les muscles élévateurs des lèvres sont atteints de paralysie.

Les autres mouvements, tels que ceux de souffler, de siffler, se font bien, mais toujours avec une tendance à l'abaissement de la commissure.

Ces lésions n'ayant pas attiré l'attention de la mère, nous n'avons aucun renseignement sur leur début.

Intégrité des muscles de la langue, du voile du palais, du pharynx, du larynx, de la mastication.

En résumé, notre malade présente : une hypertrophie des muscles des membres inférieurs bien plus marquée au niveau des mollets, une atrophie de ceux de la ceinture scapulaire avec hypertrophie des sous-épineux et une légère atteinte du côté des muscles de la face.

Réactions électriques. — Voici le résultat de l'examen fait en notre présence par M. le professeur agrégé Regimbeau, avec les courants galvaniques et faradiques.

Membres inférieurs.— Diminution quantitative de réaction pour les jambiers et les extenseurs des orteils des deux côtés ; même diminution pour les péroniers à gauche, mais *absence de réaction* pour les péroniers du côté droit.

Diminution très grande pour les jumeaux des deux côtés.

Les muscles des cuisses et des fesses ont des réactions normales.

Les nerfs sciatiques répondent bien aux excitations.

Membres supérieurs.—Diminution quantitative pour tous les muscles de l'épaule, un peu plus marquée pour les sous-épineux.

Aux bras, aux avant-bras et aux mains, les muscles ont des réactions normales.

Les muscles de la masse sacro-lombaire et les grands droits réagissent comme à l'état sain, mais ici l'examen est difficile, car le malade est très indocile.

Dans tous les cas, ces phénomènes électriques ne paraissent pas être plus marqués d'un côté que de l'autre, excepté pour les péroniers.

Ajoutons qu'il n'y a nulle part de réaction de *dégénérescence.*

Mouvements. — Nous connaissons déjà l'état de ceux des muscles de la face.

Tous les autres mouvements des membres sont conservés, mais il y a un affaiblissement très marqué des muscles atteints par l'affection, et cette parésie *va de pair* avec le degré de la lésion anatomique.

Les mouvements volontaires des péroniers du côté droit sont à peu près impossibles.

Réflexes. — Il y a abolition des *réflexes tendineux.*

Il y a absence complète de *contractions fibrillaires* et de *contractures.*

Nous ne constatons aucun *trouble vaso-moteur,* ni abaissement ni élévation de température au niveau des muscles malades.

Cet enfant, avons-nous dit, n'a jamais éprouvé la moindre douleur.

Il n'y a rien de particulier à signaler du côté de ses yeux, si ce n'est ce léger larmoiement de l'œil gauche consécutif à la conjonctivite ancienne. Les pupilles sont normales et réagissent bien.

Signalons, en terminant, l'intégrité absolue des organes des sens et des systèmes ciculatoire, digestif et respiratoire.

Il est évident que notre malade appartient au groupe myopathique.

Certes l'hérédité manque complètement. En fait d'antécédents, nous ne trouvons que l'alcoolisme de son grand-père paternel et le rhumatisme de sa grand'mère maternelle ; il n'y a jamais eu trace de maladies nerveuses dans sa famille. De son côté, on ne peut noter que sa mauvaise alimentation et un léger retard dans son développement. Son bagage héréditaire est donc bien réduit, contrairement à ce que l'on voit, dans la plupart des cas. Quant à ses antécédents collatéraux, ils nous font complètement défaut, étant fils unique.

Mais nous constatons chez lui les caractères particuliers de la myopathie, qui nous permettent de faire tout d'abord le diagnostic différentiel d'avec les autres atrophies musculaires progressives (marche excentrique du processus, absence de contractions fibrillaires, modifications quantitatives de l'excitabilité électrique musculaire, absence de réaction de dégénérescence, absence de douleurs, brachycéphalie, etc...).

Les réflexes tendineux sont abolis, il est vrai, mais le malade est déjà à une période avancée.

Nous croyons inutile d'insister plus longtemps sur le diagnostic de myopathie, mais dans quel type devrions-nous le faire rentrer ?

L'affection a commencé dès le plus jeune âge par les membres inférieurs. Certes, ce mode de début est assez délicat à préciser, car les commémoratifs sont peu nets à ce sujet ; on est obligé de se baser sur le degré d'altération musculaire. Nous avons vu, à propos des troubles fonctionnels et des réactions électriques, que les muscles de l'épaule étaient moins intéressés que ceux des membres inférieurs. En tout cas, ces deux localisations du processus se sont suivies de fort près, si elles n'ont pas apparu en même temps.

Si nous ne considérons que les lésions des membres inférieurs et du tronc, il est incontestable que nous avons affaire à une *pseudo-hypertrophie* ; mais à cela vient s'ajouter l'atrophie des muscles de la ceinture *scapulo-humérale* qui revêt absolument tous les caractères du *type Erb*, même l'hypertrophie soi-disant caractéristique du muscle *sous-epineux* signalée, nous l'avons vu, par cet auteur dans sa XII° Observation.

Nous avons vu aussi que la *face* participait à la lésion ; notre cas se rapproche donc du type *Landouzy-Déjerine*.

Nous sommes donc en présence d'une forme de transition intermédiaire entre les trois types précités.

OBSERVATION II.

G..., Joseph, âgé de 12 ans, entre le 27 octobre 1892 au lit n° 32 de la salle Fouquet.

Antécédents héréditaires. — Le père jouit d'une bonne santé, mais il est *légèrement alcoolique* ; il a encore ses parents, qui n'ont jamais été malades.

La mère, bien constituée, est *très nerveuse* et s'évanouit souvent dès qu'elle est contrariée. Son père est mort d'accident ; sa mère est *rhumatisante* ainsi que ses deux oncles. Elle a une sœur qui se porte bien et ses trois frères sont morts l'un de fièvre typhoïde, l'autre du croup et le troisième des suites d'une coqueluche ; aucun d'eux n'avait présenté de troubles nerveux pendant sa vie.

Antécédents collatéraux. — Le malade a deux frères plus jeunes.

Le premier, âgé de 8 ans, qui fera le sujet de la troisième observation, est lui aussi atteint de myopathie, mais à un degré moins avancé.

Le second, âgé de 2 ans, a marché il y a un an ; mais depuis lors il se balance, et il est de suite fatigué ; cependant il est aussi gros que tous les enfants de son âge; ses muscles et ses mollets ont leur volume normal.

Antécédents personnels. — Cet enfant est né à terme. La mère nous dit cependant que deux jours avant l'accouchement elle a été fortement émotionnée par un chien enragé qu'on a tué à côté d'elle ; elle n'a pas perdu connaissance, mais à partir de ce moment elle a commencé à éprouver quelques douleurs, et elle a été délivrée quarante-six heures après, sans la moindre intervention obstétricale.

Le malade a été nourri pendant seize mois par la mère et a paru se développer comme les autres enfants de son âge.

A 2 *ans seulement*, il a commencé à marcher, et ses forces paraissaient alors normales. Un an après, il a eu une légère fluxion de poitrine qui l'a retenu une dizaine de jours au lit ; puis il s'est complètement rétabli.

A l'âge de 4 *ans*, ses parents se sont aperçus que sa démarche changeait de caractère ; il se balançait et était de suite fatigué. A cet affaiblissement musculaire, qui le laissait tomber fréquemment et l'obligeait de grimper le long de ses jambes pour se relever, se sont ajoutées une ensellure et une hypertrophie des muscles du mollet.

Presque à la même époque, ses parents ont constaté que les mouvements des membres supérieurs étaient pénibles et que les forces du malade diminuaient à ce niveau.

Son état s'est aggravé peu à peu jusqu'à l'âge de 7 ans; à ce moment, il pouvait encore se tenir debout, mais il se relevait très difficilement; il se servait encore assez bien de ses bras.

Il a eu alors la rougeole en même temps que son frère cadet, mais elle a été très bénigne et n'a pas influencé la marche de la maladie.

De 7 à 10 ans, l'impotence des membres inférieurs a été absolue et celle des bras très marquée.

Son état n'a guère varié depuis lors et les lésions musculaires n'ont pas changé d'aspect.

État actuel. — Ce qui frappe tout d'abord, c'est la paralysie complète des membres inférieurs, qui ont conservé leur volume normal et sont même *hypertrophiés* au niveau des mollets. Le malade ne peut se tenir debout ni même bouger de sur sa chaise. Au lit, sa position favorite est la station assise, car il se tient ainsi en équilibre, et ses muscles du tronc, très affaiblis, n'ont pas trop d'efforts à faire.

Il ne présente plus d'ensellure, et il est toujours légèrement penché en avant.

Sa tête a conservé ses rapports normaux avec le tronc ; le crâne est régulièrement arrondi.

Son diamètre occipito-frontal $= 175$ millim.

— transversal $= 146$ —

L'indice céphalique est donc 83°,4 ; il dépend surtout de l'élargissement du diamètre transversal plutôt que de la diminution du diamètre longitudinal.

A l'hypertrophie des mollets se joint l'*équinisme bilatéral* des pieds, qui pendent complètement le long de ses jambes[1] ; nous verrons un peu plus loin à quoi il est dû.

Signalons aussi l'absence complète de lésions cutanées, mais une *adipose* très marquée du tissu cellulaire sous-cutané.

Système musculaire. — Les muscles *de la face* sont absolument indemnes. Le malade exécute très bien tous les mouvements et oppose une résistance normale lorsqu'on essaye de les empêcher.

Les muscles du cou paraissent respectés par le processus.

Ceux des *membres supérieurs* sont très largement atteints, en première ligne ceux de la ceinture scapulo-humérale, sous et sus-épineux, grand pectoral, rhomboïde, etc..., et sous la couche assez épaisse de tissu cellulaire sous-cutané, on sent à peine leurs reliefs.

Quant aux deltoïdes, ils sont *hypertrophiés*, le droit plus que le gauche.

L'angle de l'omoplate fait saillie, les fosses sus et sous-claviculaires sont en partie comblées par la graisse.

Le biceps brachial et le triceps ont à peu près disparu.

Les *muscles de l'avant-bras* ont diminué de volume, mais à un degré bien moindre ; ceux des éminences thénar et hypothénar présentent leurs reliefs normaux.

Les *masses dorso-lombaires* ne font plus de saillie ; les parois antérolatérales de l'abdomen sont flasques et forment des bourrelets.

Les lésions des membres inférieurs sont différentes.

Les *muscles fessiers* et ceux *de la cuisse* se perdent dans la gangue du tissu cellulo-adipeux sous-cutané, mais ne paraissent guère diminués de volume. Quant à ceux *des mollets*, ils sont hypertrophiés, et

---

[1] Voir planches, fig. 5.

leur consistance est un peu moins dure qu'à l'état normal. La peau à ce niveau ne présente aucune lésion.

A la face antéro-externe de la jambe, les extenseurs et les péroniers sont fortement atrophiés.

Ces lésions musculaires sont à peu près symétriques; cependant il semblerait que le membre inférieur gauche est un peu plus gros que le droit; c'est l'inverse pour les membres supérieurs.

Voir planches (fig. VII) pour les mensurations.

Mouvements. — Nous avons déjà vu que les membres inférieurs sont flasques, inertes et ressemblent à des jambes de *polichinelle*. Aucun mouvement volontaire n'est possible, si ce ne sont ceux de *flexion* et d'*extension des orteils*. Les pieds sont immobiles et pendants dans l'équinisme le plus complet; mais on peut les ramener presque à angle droit sur la jambe, et alors le tendon d'Achille est fortement tendu. Cette déformation est donc due à deux causes : 1° à la rétraction des jumeaux; 2° à la paralysie complète des extenseurs.

Les mouvements du tronc sont très affaiblis; le malade, en effet, ne peut se relever lorsqu'il est étendu sur le dos, même en s'aidant de ses bras; si on le penche en avant, il parvient encore à se redresser, mais pas toujours. C'est dire que non seulement les muscles du thorax sont presque complètement paralysés, mais encore ceux des membres supérieurs.

En effet, le malade ne peut pas porter sa main sur l'épaule du côté opposé; il y arrive cependant quelquefois en usant d'un artifice. Il imprime d'abord des mouvements d'oscillation à son bras, et puis il jette sa main sur l'épaule.

Il peut porter ses aliments à la bouche en ayant soin d'appuyer ses coudes, mais encore faut-il qu'il n'ait pas trop d'efforts à faire: il se sert de sa fourchette, mais il ne peut soutenir son verre, qui est plus lourd.

Les mouvements d'opposition du pouce et ceux de flexion ou d'extension des autres doigts se font assez bien, mais leurs forces ont diminué.

En résumé, l'affaiblissement musculaire comme les lésions atrophiques sont beaucoup plus marqués au niveau de la *racine des membres qu'aux extrémités.*

Sensibilité. — Il n'y a aucun trouble de la sensibilité.

Réactions électriques. — L'examen électrique que nous devons à l'obligeance de M. le professeur agrégé Regimbeau a donné les résultats suivants : Diminution très grande de la contractilité électrique avec les courants galvaniques et faradiques, proportionnelle au degré d'atrophie des muscles ; mais ce contrôle est difficile, car il faut des courants de 100 et 120 dix-milli-ampères pour obtenir des réactions.

Los muscles des mollets ne répondent presque plus, et la contractilité a tout à fait disparu au niveau des extenseurs des orteils, des jambiers et des péroniers.

On ne trouve pas de *réaction de dégénérescence* même dans les muscles les moins malades.

Réflexes. — Les réflexes tendineux sont abolis.

On n'observe ni *contractions fibrillaires* ni *contractures*.

Signalons aussi l'absence de troubles vaso-moteurs, de fièvre et de douleur.

Les fonctions digestive, circulatoire et respiratoire sont normales ; il y a une intégrité absolue des organes des sens.

L'intelligence est très développée.

Ce deuxième cas est intéressant à plusieurs points de vue.

L'affection est arrivée, dans l'espèce, à sa dernière limite, témoin l'altération très grande des muscles et des troubles fonctionnels ; mais, malgré cela, les mouvements des orteils et des doigts sont encore possibles dans une certaine mesure, tandis que les autres mouvements sont abolis ou très difficiles. Ce fait nous montre bien un des traits principaux de la myopathie ; nous avons désigné la marche du processus de la racine des membres vers les extrémités.

En outre, nous retrouvons le caractère *familial* avec une légère tare héréditaire. La mère est très nerveuse et son troisième frère commence à présenter les symptômes du début quoiqu'il ne soit âgé que de 2 ans (fatigue rapide et faiblesse musculaire, dandinement).

De même son frère cadet est paralysé (voir Obs. iii).

Enfin il faut noter l'intégrité absolue des muscles de la *face*.

Comme le précédent, il présente les autres symptômes généraux de la myopathie, nous n'y revenons pas.

Si nous ne tenons compte que du début, les commémoratifs nous montrent qu'à la première période il a été *pseudo-hypertrophique*; mais à cela est venu s'ajouter presque immédiatement une *atrophie* très marquée des muscles de l'*épaule et du bras*, avec une augmentation de volume des *deltoïdes*; or ces lésions ressemblent en tous points à celles décrites dans le *type d'Erb* ; au contraire, dans les cas de paralysie pseudo-hypertrophique type, on ne les observe que plus tard.

Aussi croyons-nous pouvoir conclure à une myopathie progressive intermédiaire entre la *forme d'Erb* et la *paralysie pseudo-hypertrophique*.

OBSERVATION III.

G..., Édouard, 8 ans, entre le 3 novembre 1892 au lit n° 31 de la salle Fouquet.

Ce malade est le frère du précédent.

Antécédents personnels.—Il n'y a rien de bien particulier à signaler. Il est né à terme et sans la moindre complication ; il a été nourri par différentes nourrices, la mère ayant eu un abcès au sein.

Mais il n'a marché qu'à 3 ans, quoiqu'il parût bien constitué pour son âge, et, dès ce moment, sa démarche a eu le cachet spécial de celle de son frère; nous n'y insistons pas ; en même temps ses mollets ont augmenté de volume.

Il a eu, à cette époque, la rougeole, mais elle a été très légère.

Depuis lors, son état s'est un peu amélioré, en ce sens qu'il a acquis un peu de force jusqu'à l'âge de 6 ans, mais son attitude n'a pas varié et ses mollets sont restés atrophiés.

Depuis deux ans ses forces diminuent progressivement.

État actuel. — La lésion est moins avancée que chez les deux autres malades ; il peut encore marcher et se relever plus facilement lorsqu'il tombe. Au repos, son attitude est caractéristique: il se campe sur ses *jambes d'athlète,* son ventre fait saillie en avant par suite de son ensel lure et il a tendance à tenir ses mains derrière le dos pour compenser sa déviation rachidienne[1].

Son crâne est aplati au niveau du front et présente au contraire un développement un peu exagéré de sa partie postérieure, avec un élargissement transversal.

Voici ses dimensions :

Diamètre occipito-frontal   175 millim.

—   transversal....   148   —

L'indice céphalique est donc 84,6.

Sa démarche est aussi très intéressante et rappelle en tous points celle du premier malade ; il se dandine comme lui et lorsqu'il est baissé il appuie la main sur le genou pour se relever[2], il en est de même lorsqu'il monte un escalier. Cependant il a plus de force et il exécute ces mouvements avec plus de facilité.

Notons un embonpoint à peu près normal et une intégrité absolue de ses téguments. Il n'y a aussi aucun trouble de la *sensibilité*.

Système musculaire. — Les diverses mensurations prises au niveau des membres montrent une symétrie parfaite des deux côtés et une hypertrophie manifeste des mollets (voir planches ; fig. VIII).

Ce sont les *jumeaux* qui sont augmentés de volume, et ils ont une consistance un peu plus dure qu'à l'état sain ; les extenseurs des orteils, les jambiers et les péroniers ont leur dimension normale.

Pas de déformation des pieds.

Aux *cuisses* les muscles présentent déjà un léger degré d'hypertrophie.

Au *niveau du tronc*, les reliefs de la masse sacro-lombaire sont diminués.

Aux *membres supérieurs*, les lésions sont peu avancées,les muscles des mains, des avant-bras et des bras, sont indemnes. Les deltoïdes paraissent sains.

Quant à ceux de la ceinture scapulo-humérale, ils sont tous légèrement diminués de volume ; la clavicule et les fosses sus et sous-claviculaires sont un peu plus saillantes qu'à l'ordinaire, cependant l'omoplate est encore appliquée contre le thorax, et son angle inférieur ne fait pas de saillie.

---

[1] Voir planches, fig. 3.

[2] Voir planches, fig. 4 (Les traits de la physionomie ne sont pas très nets, car le malade a fait une grimace à ce moment.)

A *la face*, les muscles sont absolument respectés.

Mouvements. — Tous les mouvements sont conservés, mais nous avons déjà vu qu'au niveau des membres inférieurs et du tronc il y avait un affaiblissement musculaire très marqué.

Aux mains et au niveau des bras, les forces sont normales, mais elles sont diminuées sensiblement dans les muscles de l'épaule. Cet enfant ne peut tenir que très peu de temps les bras horizontaux, et il ne résiste guère lorsqu'on essaye d'empêcher l'adduction du bras ; cependant les muscles qui commandent ces derniers mouvements, les pectoraux en particulier, se contractent assez bien.

Réactions électriques. — Diminution très grande de la contractilité électrique au niveau des jumeaux. Les muscles de la région antéro-externe de la jambe réagissent mieux que ceux de la cuisse, mais leur réaction est affaiblie.

Aux bras, il n'y a pas de modification, si ce n'est une légère diminution au niveau de la ceinture scapulo-humérale.

Pas de réaction de dégénérescence.

Réflexes. — Les réflexes rotuliens sont abolis.

Il n'y a ni *contractions fibrillaires*, ni *contractures*, ni *douleurs*, ni *troubles vaso-moteurs*.

Les organes des sens sont normaux ainsi que les autres fonctions de la vie organique.

L'intelligence est vive et très développée.

Nous ne revenons pas sur les caractères communs que ce petit malade présente avec son frère aîné, mais il faut remarquer que les lésions sont bien moins avancées, aussi réalise-t-il mieux le type pseudo-hypertrophique.

Mais ce cas n'est pas aussi simple qu'il en a l'air, car il y a déjà des troubles du côté des muscles de la racine des membres supérieurs ; il est fort probable que ses lésions ne s'arrêteront pas là, et, dans la suite, notre sujet pourra correspondre à d'autres types.

Actuellement, c'est un *pseudo-hypertrophique* mais avec *participation précoce de l'atrophie des muscles de l'épaule.*

Notons, en terminant, que nos trois malades sont des garçons ; c'est là le cas le plus fréquent.

— Comme *corollaire* à l'étude de toutes ces formes de transition, nous devons noter un autre point : c'est la *coexistence des différents types de myopathie dans une même famille d'atrophiques*.

Ainsi, Duchenne rapporte le cas [1] d'un individu atteint d'atrophie réalisant le type d'Erb, qui eut deux enfants dont les lésions les font rentrer d'une façon évidente dans la forme de Landouzy-Déjerine.

Dans l'observation ccxxii du même auteur, on voit la grand'mère et l'oncle maternel présenter la forme juvénile d'Erb, la mère et le fils la forme de Landouzy-Déjerine.

Parmi les malades de Donald Mac-Phail, nous voyons trois frères affectés de paralysie pseudo-hypertrophique, et le quatrième réalise le même type, mais avec une participation très nette des muscles de la face.

De même, dans les cas de Buss, une fille présente une atrophie intermédiaire aux types Erb et pseudo-hypertrophique, et son frère, en outre, du côté de la face tous les caractères décrits par Landouzy et Déjerine.

Dans la famille Schumacher observée par Zimmerlin, les deux frères aînés rentrent dans le type décrit par cet auteur, et le troisième réalise la forme d'Erb.

Russel [2] cite le cas de deux frères atrophiques ayant un autre frère pseudo-hypertrophique.

— Tels sont les principaux faits cliniques que nous tenions à signaler pour montrer que les diverses variétés de myopathie ne forment qu'une seule entité morbide. C'est à leur propos que Charcot [3] a dit : « Je vous ai montré comment il se faisait en ce moment une révision des idées reçues jusqu'ici sur l'amyotrophie musculaire et comment nous étions arrivés à cette conclusion, que toutes les myopathies dont on avait décrit cinq ou six

[1] Observation lxxxiii.
[2] Russel ; *Med. Times and Gaz.*, mai 1869.
[3] *Loc. cit.*

formes se confondaient en une seule ; qu'il n'y avait qu'une sorte de myopathie primitive portant avec elle des combinaisons diverses. »

CONCLUSIONS.

Sous le nom de paralysie pseudo-hypertrophique, de type Leyden-Mœbius, de type Zimmerlin, de forme juvénile d'Erb, de type Landouzy-Déjerine, on a décrit des variétés différentes de myopathies essentielles.

Ces affections présentent des symptômes communs et spéciaux, basés sur l'étiologie, la symptomatologie, l'anatomie pathologique, etc., qui les différencient des autres amyotrophies et qui les rapprochent entre elles.

Les caractères sur lesquels sont fondées les distinctions entre ces myopathies ne sont pas aussi nets qu'on pourrait le croire.

Les recherches anatomo-pathologiques montrent que, dans toutes ces formes, les lésions sont identiques et que l'aspect variable des reliefs musculaires n'est que le résultat des variations quantitatives et non qualitatives du processus.

Les lésions intéressent les mêmes muscles pour tous les cas, et il semble qu'il y ait une corrélation intime entre le degré de rapidité du développement de ces muscles et leur degré de prédisposition à la myopathie.

Le début de la lésion, caractéristique pour chacune de ces variétés, est variable et présente beaucoup d'exceptions.

De nombreux cas de transition viennent confirmer l'analogie de ces différents types ; non seulement ils constituent des intermédiaires entre eux, mais encore leur étude montre que dans une même famille on peut les trouver réunis.

Toutes ces variétés se fondent les unes dans les autres pour constituer une seule et même maladie.

INDEX BIBLIOGRAPHIQUE

BABINSKI ET ONANOFF. — *Comptes rendus de la Soc. de Biol.*, 1888.

BARSIDKOW. — *Dissertatio inauguralis. Halle*, 1872.

BÉDARD ET RÉMOND. — *Archives générales de Médecine*, 1891.

BOURGUET. — *Gaz. Hebd. des Sc. Médic. de Montpellier,* mai, 1889.

BROSSARD. — *Thèse de Paris*, 1886.

CHARCOT. — *Progrès Médical*, 1885. Leçons du mardi 1887-88.

CHARCOT ET MARIE. — *Revue de Médecine*, 1886.

CRUVEILHIER. — *Archives générales de Médecine*, 1853.

DAMASCHINO. — *Gaz. des Hôp.*, 1882. *Archives de Neurologie*, 1884.

DÉJERINE. — *Thèse d'agrégation.* Paris, 1886.

DUCHENNE. — *Archives générales de Médecine*, 1861.

EICHHORST. — *Berlin. klin. Wochenschrift*, 1873.

ERB. — *Deutsches Archives für. klin. Médecine*, 1884.

FLANDRE. — *Thèse de Paris*, 1893.

FRIEDREICH.— *Ueber progressive muskelatrophie, etc.*, Berlin, 1873.

GRASSET. — *Traité des maladies du Système nerveux.*

GUINON ET SOUQUES.— *Bulletin de la Société anatomique*, juin, 1891.

HALLION.— *Communication à la Société clinique de Paris*, nov. 1891.

HAMON. — *Thèse de Paris*, 1883.

JOFFROY. — *Société médicale des Hôpitaux*, 1886.

KELSCH. — *Dict. encycl. des Sc. Méd.*, art. *Paral. pseudo-hypertr.*

LADAME. — *Revue de Médecine*, 1886.

LANDOUZY ET DÉJERINE. — *Revue de Médecine*, 1885 et 1886.

LEYDEN. — *Arch. für. Psych.* 1878.

LONGUET. — *Union médicale*, 1886.

MARIE ET ONANOFF. — *Société médicale des Hôpitaux*, 1891.

MARIE RT GUINON. — *Revue de Médecine*, 1886.

MENUT. — *Thèse de Lyon*, 1890-91.

MERYON. — *Médic. chirurg. Transact.*, 1852.

MŒBIUS.— *Volkmanns Sammlung, Klin. Vortrage*, 1879, pag. 1505.

Parisot. — *Thèse d'agrégation*, 1886.

Prévost et Vulpian. — *Comptes rendus de la Société de Biologie*, 1886.

Raymond. — *Maladies du Syst. nerveux ; Gaz. des Hôpitaux*, 1888.

Roth. — *Société de Biologie*, décembre, 1886.

Spillmann et Hausalter. — *Revue de Médecine*, juin 1888.

Thérèze. — *Gazette des Hôpitaux*, 1890.

Troisier et Guinon. — *Revue de Médecine*. 1888.

Vulpian. — *Leçons sur les maladies du système nerveux*, 1886.

Zimmerlin. — *Zeitschrift für Klin. Medecin*, 1883.

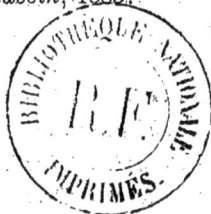

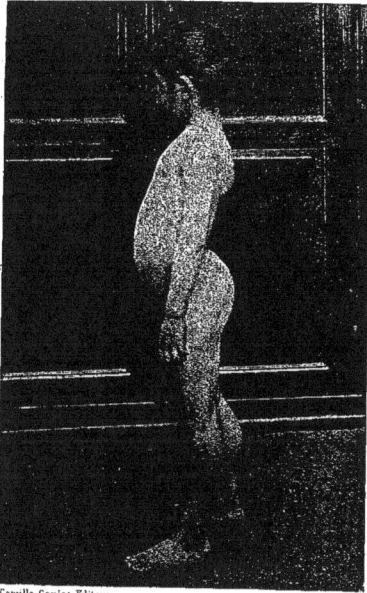

Camille Coulet Editeur

Fig. 1

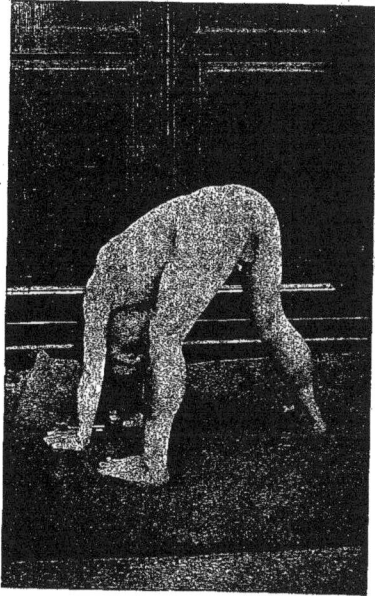

Hélio.& Imp. Lemercier

Fig. 2

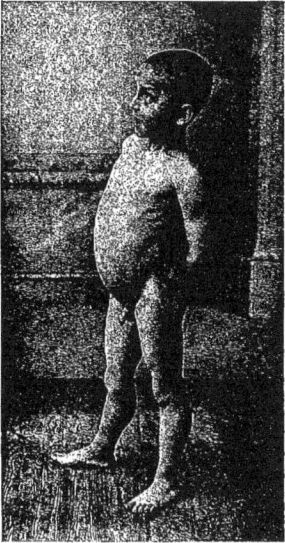
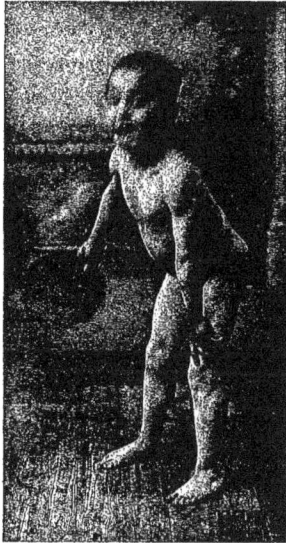
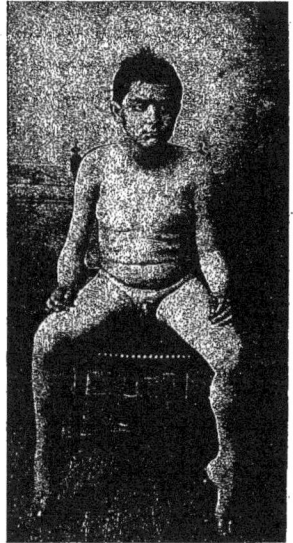

Camille Coulet Editeur   Fig.3

Fig.4

Héliog.&Imp.Lemerciér

Fig.5

Fig. VI   Fig. VII   Fig VIII

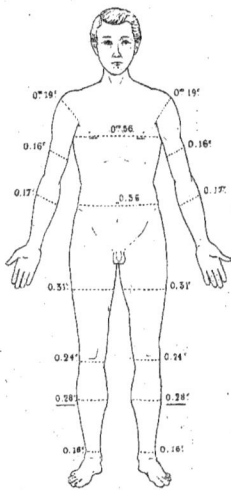
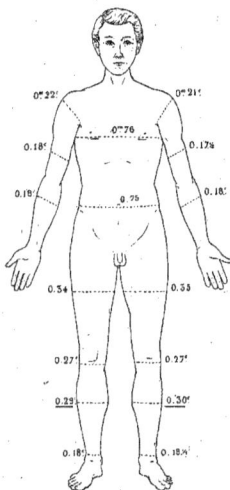
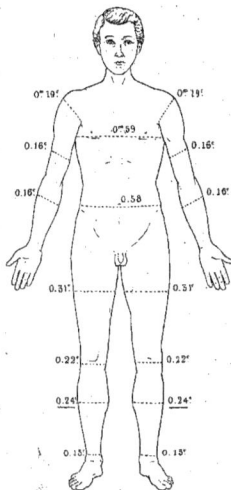

www.ingramcontent.com/pod-product-compliance
Lightning Source LLC
Chambersburg PA
CBHW050558210326
41521CB00008B/1022